Shakhlo Bakieva
Tulkin Bobojonov

IMPACTO DAS DOENÇAS DO SANGUE NO CURSO DA

Shakhlo Bakieva
Tulkin Bobojonov

IMPACTO DAS DOENÇAS DO SANGUE NO CURSO DA

E TRATAMENTO DA RINOSSINUSITE

ScienciaScripts

Imprint

Any brand names and product names mentioned in this book are subject to trademark, brand or patent protection and are trademarks or registered trademarks of their respective holders. The use of brand names, product names, common names, trade names, product descriptions etc. even without a particular marking in this work is in no way to be construed to mean that such names may be regarded as unrestricted in respect of trademark and brand protection legislation and could thus be used by anyone.

Cover image: www.ingimage.com

This book is a translation from the original published under ISBN 978-3-659-90607-7.

Publisher:
Sciencia Scripts
is a trademark of
Dodo Books Indian Ocean Ltd. and OmniScriptum S.R.L publishing group

120 High Road, East Finchley, London, N2 9ED, United Kingdom
Str. Armeneasca 28/1, office 1, Chisinau MD-2012, Republic of Moldova, Europe
Managing Directors: Ieva Konstantinova, Victoria Ursu
info@omniscriptum.com

Printed at: see last page
ISBN: 978-620-8-37063-3

Copyright © Shakhlo Bakieva, Tulkin Bobojonov
Copyright © 2024 Dodo Books Indian Ocean Ltd. and OmniScriptum S.R.L publishing group

Conteúdo

A monografia aborda os aspectos etiopatogénicos, genéticos, clínicos e de diagnóstico da adenoidite em crianças frequentemente doentes e abordagens ao tratamento complexo.
A monografia destina-se a otorrinolaringologistas, estudantes de doutoramento, mestres e residentes clínicos.

Abdullaeva N.N. - Doutor em ciências médicas, professor associado do departamento de "Otorrinolaringologia", Academia Médica de Tashkent;
Vokhidov U.N. - Doutor em Ciências Médicas, Professor Associado

CAPÍTULO 1

Ideias modernas sobre a etiologia, a patogénese e o tratamento das doenças inflamatórias do nariz e dos seios paranasais

Nos últimos anos, registou-se um aumento significativo do número de doenças do nariz e dos seios paranasais (NNPS). De acordo com S.Z. Piskunov e G.Z. Piskunov (2005), o número de casos de sinusite por 1000 pessoas aumentou de 4,6 para 12,2 entre 2000 e 2004 [54]. Durante este intervalo de tempo, o número de doentes com MNiONP aumentou anualmente em 1,5-2% e atingiu 52,7%. De 2005 a 2015, os doentes hospitalizados por doenças dos seios paranasais representaram aproximadamente 2/3 do número total de doentes em hospitais especializados. No Uzbequistão, a incidência de PNMNI é de 65-70% e tende a aumentar [52]. Isto está associado a uma poluição atmosférica significativa com vários ecotoxicantes, a uma diminuição significativa do sistema imunitário do macroorganismo, a uma elevada frequência de infecções mistas que levam ao desenvolvimento de um processo inflamatório purulento nos seios paranasais e ao desenvolvimento de resistência aos antibióticos.

Além disso, há uma tendência para um curso prolongado de sinusite, uma rápida propagação da infeção para o trato respiratório inferior. Estas doenças provocam frequentemente o desenvolvimento de bronquite afónica, pneumonia ou asma brônquica, uma vez que as vias respiratórias superiores e inferiores constituem, morfológica e funcionalmente, um sistema unificado, e só desta forma devem ser consideradas no tratamento das doenças. O número de complicações rinossinuso-génicas orbitais e intracranianas, que muitas vezes levam à incapacidade ou à morte do doente, não está a diminuir.

O aumento da morbilidade é normalmente observado no outono e na primavera, bem como durante as epidemias de gripe. Estima-se que 10 milhões de pessoas na Rússia sofram anualmente de rinossinusite aguda. Segundo R.E.Glikliche R.Metson (2005), a rinossinusite reduz consideravelmente a qualidade de vida das pessoas

[85] Estudos realizados nas últimas décadas têm demonstrado que aproximadamente 10% das rinossinusites são de natureza odontogénica. Um dos possíveis factores patogénicos no desenvolvimento de rinossinusites recorrentes em crianças é o refluxo gastroesofágico e o refluxo faringolaríngeo, que provoca uma inibição significativa do transporte mucociliar (TM) da mucosa nasal.

De acordo com a classificação de V.S. Kozlov (2003) e LundV.etal. (2000) [98]a rinossinusite divide-se nas seguintes formas:

- ***Aguda*** (inflamação dos seios nasais com uma duração não superior a 8 semanas)

nos adultos e não mais de 12 semanas nas crianças);

- ***aguda recorrente*** (2-4 episódios de sinusite aguda num ano, separados por intervalos assintomáticos);

- ***subaguda*** (caracterizada pela manifestação de sintomas de sinusite ligeira a grave sem infeção respiratória aguda e sem agravamento abrupto durante o curso da doença);
- ***crónica*** (persistência da inflamação nos seios nasais por mais de 8-12 semanas, além disso, este diagnóstico é revelado se não houver melhoria após 4 semanas do início da terapia medicamentosa, e as alterações na membrana mucosa dos seios nasais são confirmadas por tomografia computadorizada);
- ***exacerbação da doença crónica*** (agravamento dos sintomas habituais e/ou o aparecimento de novos sintomas).

A microflora da cavidade nasal de pessoas saudáveis é representada principalmente por micrococos, estafilococos, Neisseria. Na sinusite há um aumento da contaminação microbiana da mucosa nasal, e não só são isolados micróbios patogénicos mas também oportunistas. Os principais agentes bacterianos causadores de rinossinusite (em 70% dos casos) são Str. pneumoniae e Haemofhilusinfluenzae.Em alguns doentes, a sementeira da cavidade nasal e dos seios nasais é estéril, o que se explica pela presença de flora viral ou anaeróbia, resistente aos antibióticos tradicionalmente utilizados, cuja possibilidade de presença muitas vezes não é tida em conta. Na exacerbação do processo crónico, o espetro de agentes patogénicos muda significativamente, mas entre os agentes patogénicos estão também presentes Str. pneumoniae (2-7%), H. influenzae (9-24%), Str. pyogenes (9-10%) e Staph, aureus (6-16%). As doenças dentárias (sinusite maxilar odontogénica) também podem desempenhar um papel na etiologia da sinusite maxilar. Nos últimos anos, tem-se discutido o papel da clamídia na etiologia da rinossinusite.

Uma barreira fisiológica eficaz e um filtro que impede a entrada de agentes infecciosos no organismo é a membrana mucosa do trato respiratório superior, com a presença da depuração mucociliar e da defesa imunitária. Graças à depuração mucociliar, ocorre a auto-limpeza do trato respiratório. Tem um papel importante na manutenção da homeostase do trato respiratório superior e do sistema respiratório como um todo. O transporte de muco na cavidade nasal depende de dois factores - a atividade das membranas mucosas crescentes do epitélio mucociliar e a produção de secreções nasais. O sistema de transporte mucociliar (MTS) é constituído por três componentes:

- O epitélio mesentérico superficial e secretor;
- glândulas da própria camada da membrana mucosa;
- muco produzido por estas glândulas e células bocalóides.

A proporção de células mesentéricas e bocalóides é de 1:5. O fator decisivo para a introdução de microrganismos na membrana mucosa da cavidade nasal é a morte ou disfunção do epitélio mesentérico; os defeitos genéticos (discinesia ciliar primária, síndrome de Carta-Guéner, síndrome de Young), a exposição a vírus ou toxinas bacterianas podem tornar-se um fator patogénico importante. Na sinusite purulenta aguda em crianças, há um prolongamento significativo do tempo do teste da sacarina para 10,84±0,49 min e uma diminuição da atividade motora do aparelho ciliar da mucosa nasal para 0,34±0,26 Hz na cavidade nasal inferior e 3,42±2,17 Hz na cavidade nasal média.

Um importante fator de proteção é o muco segregado pelas células bocalóides e pelos epiteliócitos, que vem constantemente à superfície da membrana mucosa, uma vez que a sua atividade secretora é realizada de forma assíncrona sob a influência de factores irritantes locais. A composição do muco inclui: mucina, segregada pelas células mucosas, bem como lisozima com atividade antibacteriana, lactoferrina e IgA secretora. Os factores não específicos incluem glicoproteínas do muco (fu- comicinas, sialomicinas, sulfomicinas), que possuem capacidades bacteriostáticas e bactericidas pronunciadas; lisozimas segregadas pelas células serosas; lactoferrina, segregada pelas células serosas, que transporta iões de ferro para o interior da célula bacteriana e tem, portanto, atividade antioxidante; glucosidases secretoras, interferão, complemento (sistema enzimático), proteases secretoras; sistema fagocítico, que inclui fagócitos mononucleares e leucócitos polimorfonucleares. Os factores específicos são representados por moléculas de reconhecimento (receptores de linfócitos T e B) ou efectores (anticorpos), têm uma origem comum, contêm sequências de aminoácidos semelhantes, pertencem à família das imunoglobulinas e desempenham um papel de defesa contra microrganismos invasores.

É detectada uma quantidade significativamente maior de IgG do que de IgA nas secreções dos seios paranasais. Talvez os anticorpos circulantes sejam de maior importância para a mucosa dos seios paranasais devido ao fluxo sanguíneo local altamente eficiente. Supõe-se que a relativa insuficiência de anticorpos secretórios na região dos seios paranasais determina a tendência para o curso recorrente da sinusite devido à inibição da depuração mucociliar.

A forma mais importante de comunicação entre o organismo e o meio externo, que não cessa ao longo da vida humana, é a comunicação através do sistema respiratório. A respiração nasal é um ato fisiológico normal e a sua interrupção pode provocar alterações funcionais e morfológicas na atividade vital e na estrutura dos órgãos e sistemas mais importantes do organismo, que ocorrem como resultado de processos metabólicos mais lentos, da redução do potencial bioelétrico da célula, do aparecimento de um défice de energia devido à deficiência de oxigénio, da diminuição da microcirculação, bem como do enfraquecimento das funções ciliares e epiteliais. A desativação da respiração nasal leva a dificuldades no fluxo venoso, o que provoca um aumento da pressão intracraniana e alterações nos vasos cerebrais.

As anomalias das estruturas intranasais e do labirinto em treliça são um dos principais factores que prejudicam a permeabilidade dos orifícios naturais dos seios paranasais e os mecanismos de arejamento e limpeza dos mesmos. Estes incluem anomalias no desenvolvimento das conchas nasais, desvio do septo nasal e deformação da válvula nasal. O efeito patológico cria condições para o bloqueio do complexo ostiomeatal e, subsequentemente, para o desenvolvimento de um processo inflamatório nos seios paranasais. Em condições de estagnação das secreções e de redução da pressão parcial de oxigénio no ENP, são criadas condições favoráveis ao desenvolvimento de infecções bacterianas.
De acordo com V.V. Shilenkova (2010), à medida que a criança cresce, há uma mudança nos principais indicadores de respiração nasal na forma de um aumento no fluxo de volume total e uma diminuição na resistência nasal, sem diferenças significativas de sexo [71]. Nos processos inflamatórios dos seios paranasais, a periodicidade das flutuações é mais curta do que na norma, mas a sua identidade de espécie é preservada, o que nos permite considerar o ciclo nasal como um fenómeno fisiológico persistente que reflecte a reatividade da mucosa da cavidade nasal.
A realização plena das funções nasais é uma condição necessária não só para a ausência de doenças dos órgãos ORL (seios paranasais, ouvido médio, faringe), mas também para uma qualidade de vida suficiente de uma pessoa moderna.
O estudo da função nasal é uma condição obrigatória para a preparação de doentes rinológicos para tratamento cirúrgico ou conservador. Um dos principais critérios de eficácia do tratamento é a determinação da função respiratória nasal.
De toda a variedade de técnicas, podem considerar-se as mais objectivas e fiáveis aquelas que permitem a determinação simultânea de dois indicadores - a pressão na cavidade nasal e a velocidade volumétrica do fluxo de ar que dela provém, ou seja, permitem obter o valor da resistência nasal, reflectindo o grau de estreitamento das passagens nasais ^^ Os aparelhos modernos permitem determinar o volume do fluxo de ar, bem como a diferença de pressão entre o vestíbulo nasal e a nasofaringe. Atualmente, é possível quantificar os parâmetros, armazená-los na memória do computador e compará-los durante todo o período de observação do paciente. Os resultados da pneumotaquimetria computorizada em pacientes com sinusite mostraram uma correlação direta entre as sensações subjectivas e os indicadores objectivos da respiração nasal. A rinometria acústica é uma abordagem fundamentalmente nova para a avaliação do estado da cavidade nasal, que permite determinar a área da secção transversal e os índices volumétricos. No entanto, a rinometria acústica não mede o fluxo do jato de ar e a respiração nasal, mas permite caraterizar quantitativamente as alterações patológicas da cavidade nasal.
A avaliação do estado do trato respiratório superior deve incluir o estudo do estado funcional da mucosa nasal. A utilização de determinados métodos de investigação

permite não só avaliar a reserva funcional desta barreira biológica mais importante do organismo, mas também identificar de forma suficientemente fiável esta ou aquela patologia, efetuar o seu tratamento dirigido, resolver corretamente as questões de prevenção. Permitem um diagnóstico mais precoce da MNIONP, uma vez que as perturbações funcionais do trato respiratório superior se desenvolvem muito mais cedo do que as morfológicas. Atualmente, muitos investigadores recomendam o teste da sacarina como o método mais simples e mais informativo de investigação do ICTS.

Resultados científicos e práticos significativos no estudo da função de transporte do epitélio da mucosa nasal foram obtidos por Piskunov S.Z. et al. [53]; Pluzhnikov M.S. (2002) [57]; PuchellG., (2005) [102]; ProcktorD.F. (2007) [101]. Assim, PassaliD. etal., (2000) [100] determinaram o tempo de substituição da camada mucosa sobre a superfície epitelial: nos 2/3 posteriores da mucosa este tempo é de 10 minutos, e no 1/3 anterior - dentro de uma hora [101]. H. Riechelmannetal., (2008) também investigou a frequência de batimento dos cílios [107].

Assim, nas doenças do nariz e dos seios paranasais, a função de transporte do epitélio mesentérico é perturbada. O estudo desta função na dinâmica é um critério altamente informativo para determinar a qualidade do tratamento, tanto cirúrgico como conservador S.Z. Piskunov (2010). A função de sucção do nariz foi investigada através da aplicação de turundas humedecidas com solução de atropina a 1% na mucosa nasal. De acordo com Makronosov M.A., Tarasov G.D. (2012), quando as funções respiratória e de transporte são perturbadas, a função de sucção acelera numa relação diretamente proporcional [47].

Uma das funções mais importantes desempenhadas pela mucosa nasal é a função de proteção. A sua manifestação é acompanhada por alterações da reatividade local e geral, um dos indicadores da qual é a temperatura. A violação da respiração nasal contribui para o aumento do tempo de contacto destes factores com a membrana mucosa, provocando inflamação, que é acompanhada por uma resposta de temperatura.O analisador olfativo é um importante canal de informação que permite a comunicação com o mundo circundante.

O olfato depende não só do estado da fenda olfactiva e de toda a área olfactiva, mas também do estado da mucosa da cavidade nasal, do grau do seu enchimento sanguíneo, da temperatura e da capacidade excretora. No entanto, os métodos existentes de avaliação objetiva das funções nasais não permitem uma caraterização detalhada das sensações subjectivas dos doentes rinológicos, do grau de influência da doença no seu bem-estar geral, desempenho e papel social.

O diagnóstico de sinusite muitas vezes não causa problemas especiais: a presença de dor facial, dificuldade de respiração nasal, secreção purulenta do nariz e perturbações do olfato fazem com que o doente se dirija a um médico e efectue o exame e o tratamento necessários em tempo útil. A dor localiza-se mais frequentemente na região frontal, menos frequentemente - na zona de projeção do seio maxilar. No entanto, nas crianças, os sintomas e as manifestações da sinusite raramente são específicos. As principais queixas são, regra geral, corrimento nasal prolongado, tosse persistente que aumenta ao acordar, nasalidade, dificuldade na respiração nasal, fraqueza geral, subfebrilidade prolongada, perda de apetite e fadiga rápida.

A dor de cabeça é observada raramente e principalmente em crianças com mais de 10 anos de idade. A incidência da síndrome da dor na sinusite aguda na prática pediátrica varia entre 29% e 33%, enquanto a rinorreia é observada em 71-80% dos casos e a tosse em 83% das crianças.

As particularidades da evolução clínica da sinusite aguda na infância criam alguns problemas no diagnóstico diferencial desta doença com a rinite alérgica, que também se acompanha de uma tumefação da mucosa da O.N.P., por vezes mesmo significativa. Por conseguinte, apesar da presença de queixas típicas que indicam uma possível lesão dos ORA, o médico vê-se confrontado com um dilema. Trata-se de uma infeção do trato respiratório superior não complicada, de uma rinite alérgica ou de uma infeção sinusal?

Não há dúvida de que os otorrinolaringologistas, especialmente os especialistas em ambulatório, bem como os médicos de família e os pediatras, devem dispor de um método de diagnóstico preciso que possa identificar as lesões da ONP e distingui-las das infecções respiratórias, adenoidite crónica, rinite alérgica e vasomotora. Além disso, o método deve poder ser utilizado repetidamente no processo de monitorização dinâmica do doente sem comprometer a saúde.

O método de investigação mais comum e difundido na sinusite aguda é a *radiografia de revisão da* ONP. Para o diagnóstico tópico de lesões dos seios paranasais, são mais frequentemente utilizadas as projecções diretas (nasolabial, nasolabial e frontal) e a projeção axial lateral. V.S. Kozlov na sua monografia "Inflamação dos seios nasais em crianças" (2006, 2007) escreveu: "Resumindo os dados obtidos durante o exame radiológico em diferentes projecções, é possível obter informações valiosas sobre as relações anatomo-topográficas dos seios nasais, a sua forma e tamanho" [40]. [40].

No entanto, a radiografia em várias projecções representa uma grande carga de radiação para a criança, o que é, sem dúvida, uma das desvantagens significativas do método. Além disso, devido ao relevo do esqueleto facial, a interpretação das informações obtidas durante a radiografia é muito difícil.

Muitos autores questionam a fiabilidade e especificidade da radiografia de revisão. R.P.Luck (2006) efectuou um estudo radiológico da ONP com sintomas de sinusite e comparou os achados com a tomografia computorizada (TC) [97]. A concordância dos dois estudos foi observada em apenas 74% dos casos. De acordo com estudos efectuados por outros autores, a especificidade da radiografia simples é inferior, variando entre 23% e 63%.

As falhas na utilização da radiografia nativa também se explicam pelo facto de a diminuição da pneumatização da ONP na radiografia não dar a oportunidade de julgar com total fiabilidade a natureza do processo patológico nos seios nasais. Apenas a presença de um nível horizontal claro indica a presença de secreção patológica no seio. É de salientar a baixa especificidade da radiografia de revisão no diagnóstico de etmoidite, frontite e esfenoidite. A este respeito, muitos autores consideram a radiografia de revisão como um método insuficientemente fiável para reconhecer a sinusite. De acordo com a "Posição europeia sobre rinossinusite e pólipos nasais", publicada na revista internacional "Rhinology" em 2005 e 2007, a radiografia nativa não é considerada um exame obrigatório e é excluída do algoritmo de diagnóstico em doenças do PNE, especialmente em crianças.

Nas últimas duas décadas, *a tomografia computorizada (TC)* tornou-se um método reconhecido para o diagnóstico da sinusite paranasal. Considera-se adequado realizar o estudo em projeção coronal, que fornece o máximo de informação sobre o estado do complexo ostiomeatal, e em projeção axial, que permite a visualização do seio cuneiforme e a localização de estruturas anatómicas tão importantes como os nervos oculomotores, a artéria carótida interna e a órbita. A TC fornece uma representação espacial da relação entre as estruturas intranasais e a ONP, permite avaliar a natureza das perturbações anatómicas e a sua influência no desenvolvimento do processo patológico, avaliar as caraterísticas dos tecidos através da sua densidade de raios X e diferenciar o edema da mucosa dos pólipos e quistos, servir de mapa para o planeamento da intervenção cirúrgica e de guia para o cirurgião durante a cirurgia. De acordo com a "Posição Europeia sobre Rinossinusite e Pólipos Nasais. A TC da ONP não deve ser considerada como o primeiro passo no algoritmo de diagnóstico da sinusite aguda e recorrente, nem na exacerbação da não-polipose crónica. Uma história completa e uma endoscopia nasal são consideradas suficientes nestes casos.

Atualmente, *a endoscopia ótica* é considerada um dos principais métodos de diagnóstico da patologia ORL. A visibilidade do método endoscópico e a sua elevada informatividade permitem obter informações fiáveis sobre o estado das partes da cavidade nasal, que são inacessíveis durante o exame convencional e os métodos tradicionais de exame. Tendo em conta a eficácia e a baixa invasividade da endoscopia, a maioria dos autores considera-a a técnica mais promissora e recomenda a sua inclusão no algoritmo de diagnóstico padrão. No entanto, a maioria dos estudos dedicados ao método ótico de diagnóstico aborda as questões da aplicação da endoscopia para a deteção de patologia crónica da cavidade nasal e da nasofaringe.

É de salientar que o exame endoscópico se destina a detetar várias variantes da estrutura anatómica da parede lateral da cavidade nasal e do septo nasal, predispondo ao desenvolvimento de um processo inflamatório de longa duração no PNE. A deteção de descarga patológica no complexo ostiomeatal é um critério fiável para o diagnóstico de sinusite. No entanto, nem sempre os sinais de sinusite podem ser detectados endoscopicamente. Tendo efectuado endoscopia das passagens nasais médias e superiores em 100 pacientes com sinusite, S.S. Limansky e O.V. Kondrasheva (2005) só conseguiram diagnosticar sinusite em 81 casos [44].

A ultrassonografia (USG) baseia-se no princípio de que as ondas de ultra-sons viajam através dos tecidos do corpo e reflectem-se na fronteira de meios que diferem em densidade. De facto, existem duas formas diferentes de registar as reflexões de ultra-sons nos limites de diferentes tecidos ao examinar a ONP:

1) A-scan, ou ultrassom unidimensional. Na literatura estrangeira este método é conhecido como "A-mode", na literatura nacional como A-method e

2) B-scan, ou ultrassom bidimensional. Sinónimos: modo B, modo B, método B, ecotomografia, ultrassonografia bidimensional, ultrassonografia dos seios paranasais, ultrassonografia. Os resultados da ultrassonografia da ONP foram comparados com o padrão-ouro, como a lavagem do seio maxilar para punção e do seio frontal para fratura anterior. A ecografia é um método fiável de deteção de sinusite exsudativa. A concordância entre a ecografia e a radiografia de revisão, de acordo com vários autores, varia entre 80 e 95%, 74% para a radiografia e a antroscopia e 75% para a antroscopia e a ecografia. T.Puhakka et al (2000) realizaram uma análise comparativa da sensibilidade e especificidade da radiografia de revisão, da tomografia por RMN e do método A de ultrassom na sinusite maxilar aguda em adultos [103]. De acordo com os dados do autor, a sensibilidade da ecografia foi de 86%, a especificidade do método foi de 95%. A concordância entre ultrassom e radiografia foi observada em 80% dos casos, ultrassom e RMN - em 64%. O autor observou que o uso de ultrassom reduz significativamente a necessidade de usar o método radiológico no diagnóstico de processos inflamatórios no ENP. Custo-efetividade, segurança, alta informatividade e simplicidade determinam as vantagens significativas do ultrassom como um método de triagem de diagnóstico no exame de pacientes com patologia ENP. V.V.Byrikhina (2007), tendo realizado uma análise comparativa de ultrassom unidimensional, bidimensional e radiografia de revisão em adultos, apontou que a sensibilidade do método A de ultrassom na sinusite crônica com cistos e pólipos é bastante baixa e não excede 53,1%, precisão - 54%, especificidade - 35% [20]. Além disso, o autor enfatizou a impossibilidade de estudar as células etmoidais e o seio em forma de cunha com aparelhos de ecolocalização unidimensionais.Quanto ao ultrassom bidimensional, há apenas relatos isolados na literatura sobre o uso dessa técnica na sinusite. No entanto, as peculiaridades da estrutura anatómica da ONP limitam significativamente a ampla utilização do método no diagnóstico da

sinusite, pelo que se torna necessário o seu estudo detalhado.
Um novo avanço na otimização da ultrassonografia bidimensional foi feito pelos investigadores alemães H.Riechelmann e W.Mann 2008 [108]. De acordo com os autores, a imagem bidimensional de estruturas tridimensionais, como a ONP, proporciona uma melhor orientação e interpretação topográfica do que o método A da ultrassonografia. A digitalização bidimensional tem demonstrado fornecer a capacidade de examinar a órbita e a laminapapiracea, especialmente quando as estruturas orbitais estão envolvidas em inflamação, trauma ou processo tumoral. A este respeito, H. Riechelmann e W.Mann formularam as seguintes indicações para o exame B-scan da ONP processos inflamatórios nos seios paranasais (sinusite); alterações traumáticas (hematomas dos tecidos moles da face, fracturas das paredes anterior e lateral dos seios maxilares e frontais, prolapso da parede orbital, hematoma do seio, órbita, fracturas dos ossos nasais e processos frontais da maxila); tumores, mucocele e corpos estranhos dos seios paranasais; processos inflamatórios, edema e tumores dos tecidos moles da face, V.V. Byrikhina, em 2007, realizou uma análise comparativa da informatividade da radiografia geral, da ultrassonografia unidimensional e bidimensional e da TC em várias patologias da ONP [20]. O autor observou a elevada sensibilidade e especificidade da ultrassonografia bidimensional na sinusite crónica e a informatividade do método na deteção de condições patológicas como corpos estranhos dos seios maxilares, osteomas, tumores e mucocele.
A introdução das técnicas cirúrgicas endoscópicas em otorrinolaringologia criou condições para a procura de novos métodos de tratamento cirúrgico. As técnicas microcirúrgicas e endoscópicas (microscópios operatórios, endoscópios, brocas de alta velocidade e microdebridadores) permitem tornar a cirurgia minimamente traumática e o mais segura possível, preservando a mucosa das aberturas naturais. As intervenções submucosas são as mais poupadas em termos de fisiologia da mucosa nasal. Nos últimos anos, surgiram novos métodos de cirurgia, menos traumáticos, utilizando o tratamento com laser, a crioconchotomia, a intervenção com ondas de rádio e o bisturi de electrões. O conceito moderno de cirurgia endonasal funcional baseia-se em novos dados sobre a fisiologia e a fisiopatologia da mucosa da cavidade nasal e da cavidade nasal profunda, realizando intervenções poupadoras, minimamente invasivas e preservadoras de órgãos dentro do complexo ostiomeatal. O princípio da delicadeza é realizado em duas direcções: na linha da anestesia e na linha do aperfeiçoamento da própria técnica operatória. As tácticas aplicadas, a sequência das fases de exame e o volume da intervenção cirúrgica visam, em primeiro lugar, preservar o que foi criado pela natureza durante o longo período de evolução do organismo humano. Isto requer um cuidado paciente e atencioso com a mucosa, dotada pela natureza de numerosas funções destinadas a proteger o organismo, bem como a dar ao tratamento cirúrgico uma orientação mais

preventiva.

A terapia da inflamação recorrente do nariz e dos seios paranasais nem sempre é eficaz. Para além disso, alguns antibióticos têm o efeito imunossupressor oposto ao desejado. Nos últimos anos, há cada vez mais provas de que a maioria dos antibióticos de uso comum tem efeitos imunossupressores. Uma vez que a violação dos mecanismos imunitários é um elo obrigatório na patogénese de várias formas de sinusite purulenta, nas condições modernas é impossível um tratamento bem sucedido sem ter em conta os mecanismos do efeito dos medicamentos no sistema imunitário do doente. Além disso, o estado de resistência imunológica do organismo determina em grande parte o curso desta doença. Nos últimos anos, foram desenvolvidos novos métodos de correção do sistema imunitário. Os medicamentos atualmente utilizados podem não só afetar diretamente o agente infecioso, mas também modular o processo inflamatório, induzir reacções imunitárias locais e gerais. A imunoterapia tornou-se especialmente importante devido ao aumento de estirpes resistentes aos antibióticos entre os agentes causadores de infecções ORL e ao papel crescente da flora microbiana oportunista na etiologia das doenças ORL.Os imunomoduladores modernos estão condicionalmente divididos em três grupos, dependendo da sua origem (microbiana, química e biológica): lisados bacterianos (broncomunal, IRS-19); fracções de membrana (Biostim); ribossomas bacterianos estimulados por fracções de membrana (ribomunil).

As principais direcções do tratamento da sinusite aguda e recorrente são a erradicação do agente patogénico, bem como o restabelecimento do arejamento normal do ENP e a depuração mucociliar da mucosa. No entanto, ainda não existe consenso sobre a terapia antibiótica, uma vez que em 33% das crianças com sinusite aguda o agente infecioso não é detectado e em 70% dos casos é observada uma dinâmica positiva sem a utilização de antibióticos. As crianças com sinusite recorrente pertencem, regra geral, ao grupo das crianças frequentemente doentes. O uso prolongado e repetido de antibióticos pode levar ao desenvolvimento de dysbacteriosis, alergias e outros efeitos secundários. Por isso, são cada vez mais frequentes os relatos na literatura sobre a necessidade de limitar a utilização de terapia antibiótica sistémica.

Um tratamento alternativo é o tratamento local da ONP. No entanto, também há questões controversas sobre esse problema. Tais técnicas incluem o método NMIC baseado na criação de pressão negativa controlada na cavidade nasal. Nos estudos de V.V. Shilenkova (2008) mostraram que a pressão negativa criada na cavidade nasal durante o procedimento de NMIC não afecta significativamente o estado funcional da cavidade nasal [71]. Após a aplicação do sinuscateter, não há inibição persistente do transporte mucociliar e da atividade motora do epitélio mesentérico, o que pode servir como prova da segurança do método NMIC. O método NMIC

não só tem uma elevada eficácia (96,9%) no tratamento da sinusite aguda e recorrente, como também reduz significativamente o tempo de saneamento dos seios paranasais. Na sinusite ligeira a moderada, incluindo os casos de ineficácia da antibioterapia sistémica, o método NMIC está indicado como monoterapia. Nas formas graves e não complicadas da doença, a utilização do sinuscateter NMIC em combinação com a terapia antibiótica sistémica é ideal.
Resumindo o que precede, deve sublinhar-se que o método de punção no tratamento da sinusite, a drenagem e a sondagem da cavidade nasal são manipulações bastante complicadas que requerem uma elevada qualificação do médico e, em alguns casos, anestesia, tendo em conta as peculiaridades do estado psico-emocional. O carácter invasivo destas intervenções não exclui a ocorrência de complicações em doentes onco-hematológicos. O medo da punção leva-os a recusar a manipulação, o que não permite um tratamento adequado em tempo útil. Devido às desvantagens acima referidas, não podem ser utilizadas em doentes com doenças hematológicas graves e em crianças. Este facto impõe a necessidade de melhorar os métodos conservadores de tratamento nesta categoria de doentes.
1.2 Conhecimento atual da etiologia, patogénese e tratamento da hemorragia nasal
O problema da hemorragia nasal (NB) não perde a sua atualidade. O RN é a indicação mais frequente de hospitalização de urgência nos hospitais de ORL. O número de doentes com BN internados em serviços especializados não tende a diminuir. A percentagem de hemorragias nasais varia de 3 a 8% na estrutura total de doentes hospitalizados. De acordo com os materiais da clínica de otorrinolaringologia da Universidade Estatal de Medicina da Rússia, com base no 1º Hospital Clínico Multidisciplinar da cidade com o nome de N.I. Pirogov. N.I. Pirogov Multidisciplinary 1st City Clinical Hospital named after N.I. Pirogov, os doentes com NK representam 14,3% do número total de doentes hospitalizados e 20,5% do grupo de emergência [50].
Dependendo da origem, localização, momento de início, duração e causas de hemorragia, foram propostas várias classificações de NK. Tradicionalmente, a maioria dos autores subdivide as causas de epistaxis em locais, gerais e combinadas. Para além disso, a hemorragia é dividida, dependendo do mecanismo de ocorrência, em espontânea e traumática. Do tipo de vaso danificado: arterial, venoso e capilar (microcirculatório). Do tempo de desenvolvimento: primária; secundária precoce, secundária tardia. Frequência de ocorrência: esporádica e recorrente (recidivante). Das manifestações clínicas: manifestas (externas) e latentes (internas ou latentes, como hematossinus ou hematoma). Da localização da fonte de hemorragia: ântero-posterior, posterior, superior, unilateral, bilateral. Do volume da perda de sangue: ligeira (pequena, gota a gota), moderada, maciça, profusa.
Os factores predisponentes também contribuem para o desenvolvimento da NC:

adelgaçamento e secura da mucosa do septo nasal com ulceração subsequente em pessoas em contacto com algumas substâncias químicas e outras substâncias nocivas; - presença de picos e cristas no septo nasal desviado, sobre os quais se desenvolvem alterações distróficas na mucosa; - ulceração e necrose dos tecidos nasais devido a inflamações específicas, neoplasias (tuberculose, lúpus eritematoso, sífilis, cancro, sarcoma, etc.).A combinação de dois ou mais factores predisponentes que favorecem a rutura vascular e a hemorragia aumenta significativamente o risco de desenvolvimento de NK.

Tendo em conta a diversidade etiológica e patogénica da NK, bem como as peculiaridades das ideias modernas sobre os mecanismos de desenvolvimento da hemorragia, propõe-se a seguinte classificação clínica e patogénica:

I. Hemorragias devidas a processos destrutivos-necróticos locais dos órgãos ORL.

1. Novos crescimentos (malignos: cancro, sarcoma, etc.; benignos: hemangiomas, angiofibromas do septo nasal, angiofibroma juvenil da nasofaringe, papilomas, etc.).
2. Granulomas e úlceras: nas lesões infecciosas (tuberculose, sífilis); nas colagenoses (granulomatose de Wegener, etc.).
3. Lesões tóxicas e distróficas dos órgãos ORL (químicas, térmicas; em doenças crónicas dos órgãos ORL).

II. Hemorragia de origem traumática:

1. Lesões vasculares em traumatismos e feridas (corte, picada, tiro, etc.).
2. Lesões de grandes vasos durante intervenções cirúrgicas.

III. Hemorragia devido a uma anomalia ou lesão dos vasos sanguíneos:

1. Vasopatias congénitas e displasias mesenquimatosas (telangiectasia hereditária (doença de Randu-Osler); síndrome de Marfan; angiomatose local; síndrome de Kazabach-Merritt (hemangiomas solitários com trombocitopenia); junção carótida-cavernosa e aneurismas da carótida interna e de outras artérias).
2. Lesões vasculares adquiridas (aterosclerose; hipertensão arterial: hipertensão, hipertensão sintomática; vasculite; angiopatias).

IV. Hemorragia devida a defeitos na ligação vascular e plaquetária da hemostase:

1. Trombocitopenias (auto-imunes; secundárias).
2. Trombocitopatias (trombocitopatias hereditárias; trombocitopatias adquiridas (sintomáticas): induzidas por medicamentos; insuficiência renal; hemoblastose, etc.).
3. Diferentes tipos de doença de Willebrand.

V. Hemorragias devidas a defeitos da coagulação, hemostase e fibrinólise:

1. Coagulopatias hereditárias: hemofilia A, B e C; hipopro- vertinemia; para-hemofilia; doença de Stuart-Prower; hipoprotrombinemia; afibrinogenemia; disfibrinogenemia; deficiência do fator XIII.
2. Coagulopatias adquiridas: coagulopatias devidas a patologia hepática; presença

de inibidores imunitários dos factores Vili, IX, etc.; deficiência dos factores II, VII, IX e X dependentes da vitamina K (durante o tratamento com anticoagulantes indirectos, iterícia mecânica e disbacteriose intestinal); durante o consumo de factores de coagulação e plaquetas (síndrome DIC); durante o tratamento com heparina.

3. Anomalias da fibrinólise devidas à utilização de fármacos fibrinolíticos.

A classificação clínica e patogenética da NK apresentada generaliza as numerosas formas clínicas desta patologia multifacetada e complexa, tendo em conta as variantes das perturbações do sistema hemostático e a doença a que esta perturbação está associada.

É claro que esta sistematização de causas, assim como outras classificações existentes, tem um certo grau de convencionalidade, mas é conveniente porque permite a diferenciação das hemorragias nasais por patogénese e, ao mesmo tempo, tem em conta a nosologia. Pode ajudar o otorrinolaringologista a compreender a essência das perturbações complexas do sistema hemostático, facilitar a sua interpretação e subsequente correção, bem como refletir esta patologia numa formulação específica do diagnóstico. Isto é muito importante porque, em primeiro lugar, é necessário um tratamento especial para as anomalias da hemostase e, em segundo lugar, esta ou aquela disfunção do sistema de hemostase dita a necessidade de uma série de medidas, tais como a determinação da duração da incapacidade temporária, do emprego, etc.

Parar a hemorragia de um vaso danificado requer a atividade combinada de factores plaquetários, vasculares e humorais do plasma sanguíneo, equilibrada pela ação de mecanismos que limitam a acumulação de plaquetas e de fibrina no local da lesão. Em condições fisiológicas, os mecanismos reguladores impedem o desenvolvimento descontrolado da coagulação sanguínea. Estes mecanismos incluem a remoção de factores de coagulação activados do sangue pelo fígado, a neutralização de enzimas e cofactores activados no sangue. O mais importante é a **antitrombina III, o** principal inibidor das principais enzimas - trombina, factores Xa e XIa. **O** sistema **fibrinolítico** é ativado pela formação de fibrina. Ao dissolver a fibrina, este sistema permite que o lúmen do vaso lesionado permaneça aberto; o equilíbrio entre a formação e a lise da fibrina assegura a preservação e a renovação do coágulo durante vários dias, necessários à cicatrização do vaso lesionado.

O tratamento da HIC inclui a resolução de vários problemas: paragem da hemorragia, hemostática patogeneticamente justificada e terapia de substituição racional. No entanto, na prática dos cuidados de emergência, o método mais comum continua a ser o tamponamento com gaze da cavidade nasal. Este método é simples, pode ser utilizado em qualquer fase dos cuidados e, na maioria dos casos, tem um efeito rápido. O tampão de gaze permite-lhe pressionar firmemente o vaso sangrento. A estrutura em malha da gaze actua como um "coágulo branco" e acelera a formação de um coágulo sanguíneo.

As desvantagens do tamponamento com gaze devem, antes de mais, incluir a ativação da fibrinólise local, que é um pré-requisito para as recorrências de NK. A inserção e remoção de tampões é dolorosa e pode causar traumas adicionais na mucosa da cavidade nasal, o que leva à formação de tecido de granulação, que também pode tornar-se uma fonte de hemorragia após a remoção do tampão. Ao aderirem à membrana mucosa, os tampões de gaze ficam rapidamente impregnados de secreção e muco da ferida, o que cria condições para o crescimento de microrganismos.A permanência prolongada dos tampões na cavidade nasal acarreta muitas complicações potenciais: alterações inflamatórias no ouvido médio e nos seios paranasais, hematímpano, dacriocistite aguda, estase venosa na mucosa nasal, perfuração do palato mole após tamponamento posterior prolongado. A ausência de respiração nasal durante o tamponamento nasal leva a uma diminuição acentuada da pressão parcial de oxigénio e a um aumento do teor de dióxido de carbono no sangue arterial. O desenvolvimento de hipoxia pode causar perturbações cardiovasculares graves: colapso, enfarte do miocárdio, exacerbação de tromboflebite crónica das extremidades inferiores, pneumonia e até mesmo a morte em consequência de apneia obstrutiva do sono. Foram descritos casos de sepsis, meningite e endocardite com tamponamento nasal posterior. No contexto do tamponamento posterior em pessoas com uma localização elevada da raiz da língua em caso de edema reativo do palato mole, a hipóxia que se desenvolve rapidamente é a causa da inquietação, do aumento da pressão arterial, de uma nova hemorragia através do tampão e contribui para o desenvolvimento da síndrome DIC.

No entanto, o tamponamento nasal é o método mais comum para parar a NC pós-traumática, pós-operatória e espontânea, devido à sua disponibilidade e à sua inocuidade. B.Kotechaetal (2008) realizou um inquérito por questionário a 50 otorrinolaringologistas em Inglaterra e no País de Gales ^^ Analisando 38 casos de tratamento de doentes com NC, verificaram que em 75% dos casos a hemorragia foi interrompida por tamponamento nasal anterior. As intervenções cirúrgicas (principalmente a ligadura vascular) foram necessárias em menos de 1% dos casos, o que significa que a sua necessidade é muito rara. A maioria dos doentes com NK é tratada de forma conservadora. Outros autores apresentam números semelhantes nos seus trabalhos. Assim, C.Huang, C.Shu (2002) registaram uma eficácia insuficiente do tamponamento apenas em 26,7% dos doentes com NK [88], D.A.Klotzetal. (2002) - y 38% [93]. Assim, na grande maioria dos casos, o tamponamento nasal anterior é o método de eleição, necessário e suficiente para travar o NK.

Para aumentar o efeito hemostático do tamponamento com gaze, impregnar os tampões com várias substâncias: ácido aminocapróico, feracryl, caprofer, transamin.O ácido aminocapróico bloqueia os activadores do plasminogénio e inibe

parcialmente a ação da plasmina, inibe a transformação da profibrinolisina em fibrinolisina, inibindo assim a fibrinólise. Feracryl *-1%* solução aquosa de sal de ferro incompleto de ácido poliacrílico com teor de ferro de 0,05 a 0,5%. As vantagens do Feracryl em comparação com os agentes hemostáticos conhecidos de ação local são o efeito hemostático rápido e fiável, que se manifesta em perturbações do sistema de coagulação. O efeito hemostático do Feracryl baseia-se na sua capacidade de formar complexos insolúveis em água com as proteínas do plasma sanguíneo. Caprofer é um complexo carbonílico de ferro e ácido aminocapróico. Este facto torna possível a sua prescrição em simultâneo com o ácido aminocapróico. Quando a caprofera interage com o sangue, forma-se um coágulo sanguíneo, que se fixa firmemente na superfície da ferida, impedindo a ressangramento. A transamina é um forte inibidor reversível da monoamina oxidase (MAO). Os inibidores da MAO aumentam os efeitos pressores dos simpaticomiméticos, razão pela qual foram utilizados como agente anémico local.
Infelizmente, nenhum dos trabalhos acima referidos contém informações sobre o efeito dos medicamentos utilizados no MCT. Entretanto, a depuração mucociliar desempenha um papel importante na função protetora do nariz e dos seios paranasais. A sua perturbação pode subsequentemente levar à ocorrência de várias doenças do nariz e dos seios paranasais. Nesse sentido, em nossa opinião, a aplicação local de qualquer medicamento deve ser precedida de um estudo de seu efeito sobre o MTT.
A ausência de uma função motora afetada do epitélio mesentérico é uma das vantagens do tampão combinado para tamponamento nasal posterior proposto por V.V. Shilenkov (2008). Tampão combinado de Shilenkov (2008) para tamponamento nasal posterior. O tampão baseia-se num paralelepípedo envolvido em 5-8 camadas de peritoneu heterogéneo formalinizado. Para aumentar o efeito hemostático, o autor sugeriu impregnar o tampão com uma solução a 20% de ácido aminocapróico. V.V. Shilenkova observou um bom efeito hemostático e bactericida do tampão biológico e uma menor gravidade dos fenómenos inflamatórios reactivos na cavidade nasal após a biotamponada. Posteriormente, A.V. Brofman e A.M. Gagauz (2005) utilizaram xeno-peritoneu formalizado para tamponamento da cavidade nasal [19], e A.I. Daiches et al. (2008) utilizaram peritoneu heterogéneo preservado por liofilização [27]. Devido às dificuldades na preparação do peritoneu para uso, este método não tem sido amplamente utilizado.
Entre os materiais sintéticos utilizados para o tamponamento, a espuma de borracha tem atraído a atenção dos investigadores. Este material é suficientemente elástico, exerce uma pressão uniforme sobre os tecidos e é bem esterilizado. Foi utilizado pela primeira vez para tamponamento da cavidade nasal por I.G. Khodakov em 2000. T. Bnisis (2001) avaliou positivamente as propriedades suaves da espuma de borracha utilizada para o tamponamento nasal, referindo que não adere à membrana

mucosa. Vários autores utilizaram o princípio do tamponamento de Mikulich - compressas de espuma em borracha de luva em combinação com um clipe especial aplicado nas partes anteriores do septo nasal.
Existem relatos sobre a utilização de canoxicel e viscose hemostática para parar o NK. Com eles, cortam-se tiras com a largura necessária e envolvem-se compressas de gaze normal segundo o princípio de Mikulich. O tampão multicamada resultante é introduzido na cavidade nasal. As vantagens de um tal tampão são um bom efeito hemostático, a presença de ação antibacteriana local (o canoxicel contém canamicina). Além disso, o canoxicel e a viscose hemostática, na presença de sangue, transformam-se numa massa amorfa que pode ser facilmente removida da cavidade nasal sem danificar a mucosa.
A.S. Taizhan et al. (2005) propuseram a utilização de um novo tampão sorvente para o tamponamento nasal anterior, que consiste num material de dilatação da humidade colocado numa bainha elástica impregnada com ácido aminocapróico [63]. A camada superficial do tampão é feita de fibra de viscose de poliolefinas, o que permite que o conteúdo da cavidade nasal passe facilmente para o interior do tampão. Outra forma de parar o NK é a utilização de películas de alginato, aerossol "Cimesol", enchendo a cavidade nasal com espuma, merocel, hidrogéis. As duas últimas substâncias em contacto com a água aumentam de volume 2 a 3 vezes e estruturam-se em forma de gel. O aumento de volume, mantendo a rigidez do material, proporciona a ação de um fator mecânico - comprimir o vaso sangrante. O Statisol - aerossol também pertence ao número de medicamentos hemostáticos que formam filmes. Após a pulverização na cavidade nasal, forma uma película elástica com boa aderência à membrana mucosa. A película permanece na superfície da membrana mucosa durante um dia e proporciona o efeito hemostático necessário.
Vários autores consideram que o método de eleição para parar o NK é o tamponamento pneumático. Um cateter sinusal "Yamik" pode ser utilizado como tampão pneumático para parar a hemorragia da cavidade nasal e da nasofaringe. proposto por V.V.Yaroshenko e N.S.Prikhodko
(2000), o tampão pneumático permite não só preservar a respiração nasal, mas também afetar medicamente a zona de hemorragia, se necessário em combinação com hipotermia de curta duração.
N.D. Timoshenko e V.I. Mahena (2001) utilizaram como cotonete pneumático uma ponta elástica de uma pipeta médica, insuflada com um balão Politzer e atada na base com um fio de seda, que é preso à volta da cabeça do doente. O tampão pneumático tem muitas vantagens em relação ao tampão de gaze, uma vez que é facilmente introduzido na cavidade nasal sem controlo visual, não adere à mucosa e é facilmente removido, pelo que não provoca ressangramento. Ao mesmo tempo, esta compressa tem as suas desvantagens: edema mais pronunciado da mucosa e formação de uma placa fibrinosa generalizada após a remoção da compressa.

G.M.Klinger e R.Siegert (2007) provaram por Dopplerografia a laser que o fluxo sanguíneo praticamente pára quando a pressão nos vasos sanguíneos da mucosa da cavidade nasal excede 42 mmHg [92]. O tampão pneumático proposto por Masing permite ultrapassar uma desvantagem significativa do tamponamento nasal - a interrupção da respiração nasal. Este tampão proporciona um tamponamento anterior e posterior, permitindo preservar a respiração nasal, o que alivia significativamente o estado do doente, uma vez que alivia a dor de cabeça e a boca seca, inevitáveis no caso do tamponamento convencional. Uma caraterística importante do desenho deste tampão é a presença na parte inferior do tubo de respiração com um bisel na extremidade, protegendo o orifício nasofaríngeo da trompa auditiva de danos. O tubo de respiração é utilizado por muitos autores em vários esfregaços.

A hemorragia das fossas nasais posteriores pode muitas vezes ser estancada apenas com o tamponamento posterior clássico com um tampão de gaze, segundo Belloc, que não foi alterado durante várias décadas. Em 2006, M.R. Bogomilsky e I.A. Kubylinskaya propuseram o tamponamento de ambas as coanas simultaneamente com um único tampão, o que evita o seu deslocamento na nasofaringe [16]. Os autores utilizam um cateter triplo com uma extremidade comum e duas separadas. Este tampão é utilizado com sucesso em crianças com doenças do sangue para parar a NK grave. Os autores propõem outra modificação do tampão posterior sem um terceiro fio.

A.S. Kiselev et al. (2005) [36]. O terceiro fio, que é retirado pela boca, segundo o autor, traumatiza o palato mole, causando ao paciente sensações desagradáveis, especialmente durante a alimentação. Neste caso, a remoção do tampão da nasofaringe é efectuada com uma haste curva inserida atrás do palato mole.

A paragem da hemorragia no local da lesão do vaso ocorre dentro de um determinado período de tempo necessário para a formação de um trombo duradouro. Por conseguinte, a decisão sobre o tempo de permanência do tampão na cavidade nasal é de importância fundamental. G.A.Gadzhimirzaev (2001) justifica os termos do tamponamento tendo em conta os processos fisiopatológicos que ocorrem na mucosa nasal [21]. Na área de contacto entre o tampão e os tecidos danificados, deposita-se fibrina com a subsequente formação de aderências soltas, que em 36-48 horas fixam o tampão aos tecidos. No 5º-6º dia ocorre a lise da fibrina e inicia-se a "oslise" do tampão. No caso de remoção do tampão da cavidade nasal, após 2 dias as aderências são destruídas, o que leva à recorrência da hemorragia.

É por isso que o autor propõe a remoção dos tampões nasais no 6º-7º dia, utilizando terapia antibacteriana para prevenir a infeção. Na nossa opinião, o prolongamento excessivo do tamponamento pode causar hipóxia, o que é especialmente perigoso em doentes com aterosclerose cerebral e lesões coronárias. Juntamo-nos à opinião de SirimannaK., ToddG., MaddenG. (2007), que consideram possível manter o tampão na cavidade nasal por não mais de 48 horas [110].

As desvantagens e complicações do tamponamento nasal favorecem os métodos não tamponados de tratamento da NK.

Os métodos coagulantes de hemostase incluem a ação química sobre a zona sangrenta da mucosa: adroxona, vagotil, ácido tricloroacético, nitrato de prata; fotocoagulação por laser; ultra-sons; coagulação por plasma de árgon. A eletrocoagulação (diatermocoagulação) e a electrocaustica são os métodos de coagulação mais comuns e disponíveis para parar o NK.

Com o advento dos métodos endoscópicos de investigação, a possibilidade de detetar a fonte de hemorragia e de atuar diretamente sobre ela nas regiões posteriores da cavidade nasal aumentou significativamente.

A endoscopia nasal ou a microrinoscopia podem localizar e coagular o vaso sangrante na apresentação inicial, poupando o doente ao tamponamento nasal e à hospitalização.

Se o local da hemorragia não puder ser encontrado, todo o plexo venoso do pavimento nasal é coagulado. RebeizE.E. etal., (2006) sugerem a coagulação de um. 8rjeporal aipaendonasal sob controlo endoscópico no local da sua saída pelo mesmo orifício [104].

Sharp H.R. et al. (2008) também utilizaram a coagulação endoscópica endonasal da a. sphenopalatina para parar o BN [109]. Este método demonstrou ser mais eficaz do que a tradicional ligadura dos vasos arteriais. A hemorragia nasal pode ser estancada por hipotermia local. O congelamento local com crioaplicadores e criossondas é efectuado com pontas redondas inseridas na cavidade nasal ou por pulverização criogénica.

As alterações reactivas após a crioaplicação, sob a forma de edema da mucosa nasal e o aparecimento de placas necróticas, persistem durante 1-2 semanas.

Após a remoção da placa, a área criopreservada é epitelizada.

A vantagem do laser e da criointervenção, de acordo com os autores que propõem a utilização destes métodos, é a ausência de alterações atróficas na mucosa da cavidade nasal a longo prazo.

Se os métodos conservadores de tratamento da NK não produzirem o efeito desejado, são necessárias intervenções cirúrgicas, especialmente quando a fonte de hemorragia está localizada nas partes posteriores da cavidade nasal.

As intervenções cirúrgicas utilizadas para parar o BN podem ser divididas em 2 grupos: operações na cavidade nasal, ou seja, dentro da rede vascular da mucosa, e operações nos vasos principais. Existe um relato na literatura sobre a paragem bem sucedida de hemorragias nasais recorrentes graves através da ressecção submucosa parcial do septo nasal numa criança com distúrbios de coagulação devido à trombastenia gravis de Glanzmann.

A doença sistémica telangiectasia hemorrágica hereditária (doença de Randu-Osler Weber) revela-se resistente aos métodos cirúrgicos tradicionalmente utilizados para o tratamento da NC, incluindo as operações ao septo nasal. Na ausência de deformidades do septo nasal, o descolamento cirúrgico do mucopericôndrio do septo nasal completado por tamponamento anterior pode ser utilizado para tratar a NC recorrente.

Um dos métodos modernos de tratamento da HIC é a embolização endovascular selectiva. Alguns autores consideram que a embolização endovascular é uma alternativa às ligaduras arteriais, outros autores consideram que a embolização endovascular está indicada apenas nos casos em que os outros métodos de paragem da HIC se revelaram ineficazes.

Analisando os trabalhos publicados sobre o tratamento da hemorragia nasal, não podemos deixar de constatar que esta secção negligencia o problema do tratamento medicamentoso do RN.

Existem muito poucos estudos especiais sobre o tratamento conservador desta patologia.

Na literatura disponível não foram encontradas recomendações para determinar as indicações para um ou outro tipo de terapia de substituição em NK, embora esta seja uma questão muito importante em termos práticos.

CAPÍTULO 2

Métodos de diagnóstico

Examinámos 80 pacientes submetidos a tratamento ambulatório e hospitalar nas 1ª e 2ª clínicas da Academia Médica de Tashkent, departamentos de hematologia e otorrinolaringologia no período de 2015 a 2017.

Durante o exame exaustivo, todos os doentes com doença nasal e ONP combinada com patologia hematológica foram divididos em 2 grupos.

Grupo 1: 30 doentes com doenças do nariz e do ENP e em combinação com anemia; Grupo 2 - 30 doentes com doenças do nariz e do ENP e em combinação com patologia da hemostase; e o grupo de controlo consistiu em 20 doentes com várias formas de doenças do nariz e dos seios paranasais sem patologia do sistema sanguíneo.

<u>Distribuição dos doentes examinados por idade e sexo</u>

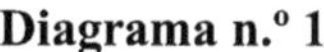
Diagrama n.º 1

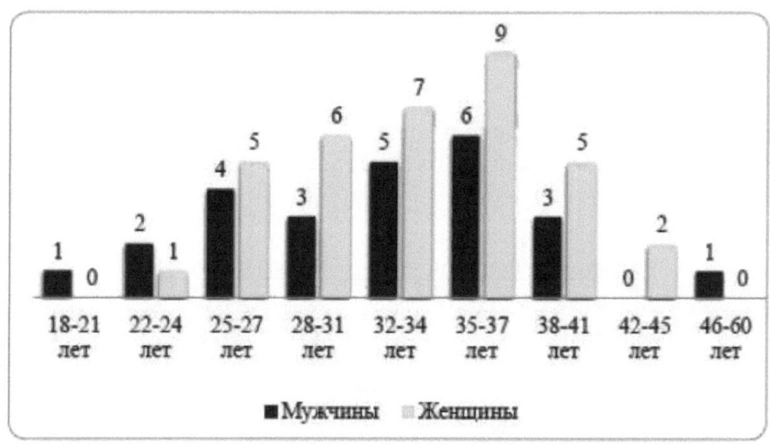

As anemias foram diagnosticadas com base nas alterações do nível de hemoglobina, da contagem de eritrócitos e do índice de cor no sangue periférico dos doentes. O diagnóstico foi estabelecido com base nas recomendações da OMS (ICD10): anemias relacionadas com a nutrição (NDA), anemias hemolíticas (AIHA) e anemias aplásticas. As anemias graves (nível de hemoglobina igual ou inferior a 75 g/l), moderadas (80-100 g/l) e ligeiras (100-110 g/l) foram distinguidas por gravidade. Dos 22 doentes com anemia grave, 12 (40%) foram diagnosticados com DCL, 2 (6,7%) com AIGA, 4 (13,3%) com anemia hipo e aplástica e 2 (6,7%) com formas mistas de anemia (Diagrama 2).

Distribuição dos doentes por formas nosológicas de anemia.

<u>Gráfico #2.</u>

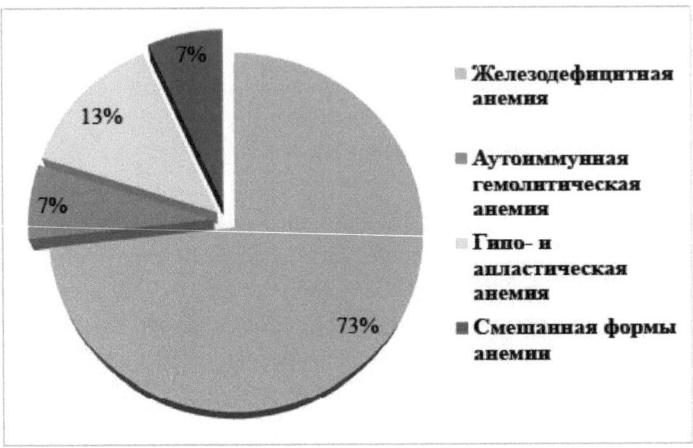

- **Anemia por deficiência de ferro**
- **Anemia hemolítica autoimune**
- **Anemia hipo e aplástica**
- **Formas mistas de anemia**

O diagnóstico de deficiência de ferro em 12 doentes foi estabelecido com base em estudos hematológicos e ferrocinéticos (determinação do ferro sérico, transferrina, ferritina) (Tabela 1).

Quadro n.º 1

Parâmetros hematológicos de doentes com GDA

Indicadores	WDD, n=22
Hemoglobina, g/l	68,40±1,40[a]
[12]Eritrócitos, x10 /L	2,41±0,05[a]
Indicador de cor	0,64±0,01[a]
Soro de leite ferro,	6,57±0,12[a]
Ferritina, ng/ml	8,52±0,20[a]
Transferrina, g/l	4,06±0,09[a]

Nota: a - as diferenças entre os indicadores dos doentes dos grupos 1 e 3 são fiáveis ($P<0,05$).

Os estudos revelaram uma diminuição do nível de hemoglobina, do teor de eritrócitos e do índice de cor, bem como do ferro sérico, da transferrina e da ferritina no soro dos examinados, o que corresponde a um grau grave de DDD. Este grupo era maioritariamente dominado por mulheres e em idade reprodutiva. O quadro clínico da doença consistia em manifestações inespecíficas da síndrome anémica geral (fraqueza, letargia, palidez da pele, taquicardia, dispneia, etc.) e em manifestações de deficiência de ferro nos tecidos (síndrome sideropénica). O tratamento da deficiência de ferro foi efectuado no contexto da doença, com a correção medicamentosa adequada da deficiência de ferro: tardiferon, sorbifer, actiferrin, totema, viferon, etc., tendo em conta a sensibilidade ao medicamento.

Foi diagnosticada AIGA de início agudo ***em 2 doentes***. Os doentes apresentavam escurecimento da urina, iterícia das escleróticas e da pele, febre, dor abdominal, hepatoesplenomegalia moderada. [12]A análise do sangue periférico revelou uma diminuição do nível de hemoglobina (até 41-87 g/l), da contagem de eritrócitos (até 2,1-3,4x10 /l), num contexto de preservação do índice de cor dentro dos limites normais. A análise citológica revelou policromasia, poiquilocitose dos eritrócitos, presença de eritrócitos com núcleo e esferócitos. Alguns doentes desenvolveram indicadores de reticulocitose. Na medula óssea, verificou-se hiperplasia eritroide, hematopoiese de tipo megaloblástico. O teor de bilirrubina aumentou no soro, principalmente devido à bilirrubina indireta. O diagnóstico de AIHA foi estabelecido com base nos sinais clínicos e laboratoriais de hemólise e nos resultados do teste de antiglobulina - teste de Coomes. A AIHA foi tratada com prednisolona numa dose de 2-10 mg/kg de peso corporal por dia. Em casos graves, foi combinado com a administração intravenosa de imunoglobulina numa dose de 1 mg/kg por dia.

A anemia é uma das doenças mais graves do sistema sanguíneo, caracterizada pela redução dos brotos hematopoiéticos eritróides, mielóides e megacariocíticos da medula óssea e pela pancitopenia do sangue periférico, devido a células estaminais defeituosas da medula óssea. A base patomorfológica do defeito é uma redução acentuada da medula óssea hematopoiética ativa e a sua substituição por tecido adiposo. Do número total de doentes com anemia grave que examinámos, a anemia foi diagnosticada em 7 doentes de acordo com os critérios de Camita (2000).

Foram efectuados estudos clínicos em 60 doentes com anemia adquirida tratados na clínica 1-2 da Academia Médica de Tashkent, nos departamentos de hematologia e de otorrinolaringologia. A idade dos doentes era de 18 a 60 anos e a duração da doença era de 3-26 meses. O diagnóstico de anemia foi estabelecido pela presença de citopenia tripla, anemia, granulo e trombocitopenia, leucocitose relativa nas análises de sangue periférico e aplasia da medula óssea com predomínio de medula óssea gorda sobre a medula ativa no tri- panobioptato do osso ilíaco e no mielograma. A gravidade da doença foi avaliada pelo número de granulócitos e plaquetas no sangue periférico (Tabela 2).

Quadro n.º 2.

Parâmetros do sangue periférico de doentes com aplasia da medula óssea, M±t

Indicadores	Anemia aplástica	
	não grave, n=1	grave, n=3
Hemoglobina, g/l	50,33±1,52[a]	38,63±2,47[a]
[12]Eritrócitos, x10 /L	2,12±0,15[a]	1,02±0,05[a]
Indicador de cor	0,95±0,02	0,95±0,01
[9]Plaquetas, x10 /L	42,33±4,17[a]	3,54±0,16[a]
[9]Leucócitos, x10 /L	1,42±0,03[a]	1,01±0,02[a]

n/a neutrófilos, %	1,08±0,18[a]	0,64±0,14[a]
c/e neutrófilos, %	35,67±4,18[a]	20,09±1,65[a]
Eosinófilos, %	1Д6±0,43[a]	1,09±0,20[a]
Linfócitos, %	60,17±2,57[a]	69,00±1,47[a]
Monócitos, %	3,83±0,15[a]	2,91±0,16[a]
COE, mm/hora	28,67±3,88[a]	35,18±2,12[a]

Nota: a - as diferenças entre o índice dos doentes e o dos indivíduos praticamente saudáveis são fiáveis (P<0,05).

[99]No caso de granulocitopenia inferior a 0,5x10 /L e trombocitopenia inferior a 20,0x10 /L em combinação com aplasia da medula óssea, de acordo com as amostras de biopsia; nessa celulite da medula óssea foi diagnosticada uma anemia não superior a 30%. [99]No caso de granulocitopenia superior a 0,5x10 /L e trombocitopenia superior a 20,0x10 /L em combinação com aplasia da medula óssea de acordo com os dados da biopsia, foi diagnosticada anemia não grave.

O estudo dos parâmetros do sangue periférico de doentes com anemia não grave mostrou uma diminuição fiável do conteúdo de hemoglobina, eritrócitos e plaquetas em 58,3; 58,3 e 91%, nos doentes com anemia. O conteúdo de leucócitos, neutrófilos paloconucleares e segmentados também diminuiu significativamente em 69,7; 50 e 46,2% em doentes não graves, 78,2; 70 e 61,6% em doentes com anemia.

Os resultados do mielograma mostraram uma diminuição de 53,5 e 47,4% nos mielócitos e metamielócitos, e uma diminuição de 53,5 e 47,4% nos paloconucleares, neutrófilos segmentados, eosinófilos, basófilos e monócitos, 57,1; 59,1; 45; 80 e 12% na anemia não grave; 90 e 82%, 78,7; 80,5; 52,5; 80 e 30% na anemia grave (Tabela 2.4). O teor de linfócitos e plasmócitos aumentou acentuadamente, excedendo os valores normativos em 6 e 5 vezes na anemia não grave e em 7,8 e 15,3 vezes na anemia grave. O conteúdo de células eritróides era significativamente baixo, especialmente em doentes com anemia. O conteúdo de megacariócitos em doentes com anemia não grave estava reduzido em 68% e estava ausente em doentes com anemia.

A doença era principalmente caraterística de indivíduos do sexo feminino e foi detectada em todos os grupos etários. As manifestações clínicas da anemia foram devidas a síndromes anémicas e hemorrágicas, acompanhadas de febre, dor de garganta necrótica, hemorragias nasais, gengivais e uterinas pronunciadas, aparecimento de múltiplas hemorragias na pele e nas membranas mucosas. (Tab.№3)

Tabela #3.

Parâmetros do mielograma de pacientes com aplasia da medula óssea, M±sh

Indicadores	Anemia aplástica	
	não é pesado, =_j	grave, n=3
Mielócitos,%	4,50±0,20[a]	0,91±0,20[a]
Metamielócitos, %	6,17±0,28[a]	2,09±0,18[a]
n/a neutrófilos, %	8,17±0,28[a]	4,09±0,43[a]
c/e neutrófilos, %	8,50±0,51[a]	4,09±0,39[a]
Eosinófilos, %	1,83±0,15[a]	1,46±0,15[a]
Basófilos, %	0,17±0,15[a]	0,09±0,09[a]
Eritroblastos, %	0,17±0,15[a]	0,09±0,09[a]
Pronormócitos, %	0,50±0,20[a]	0,0±0,0[a]
Normócitos basóf.,%	1,33±0,19[a]	0,73±0,23[a]
Normócitos policromatófilos, %	6,00±0,24[a]	3,64±0,19[a]
Normócitos oxif.,%	1,67±0,19[a]	0,91±0,15[a]
Monócitos,%	2,17±0,15[a]	2,09±0,27[a]
Linfócitos, %	56,83±2,40[a]	73,09±2,77[a]
Células plasmáticas, %	2,17±0,15[a]	3,09±0,24[a]
Megacariócitos, /µl	3,22±0,35	Ausente

Nota: a - as diferenças entre o índice dos doentes e o dos indivíduos praticamente saudáveis são fiáveis (P<0,05).

Todos os doentes receberam ciclosporina A na dose de 10 mg/kg, a duração do tratamento foi em média de 21 semanas, corticosteróides na dose de 40 mg por dia por via oral. 85% dos doentes examinados apresentavam uma síndrome hemorrágica de gravidade variável, tendo recebido uma terapia de substituição intensiva com eritrócitos, plaquetas e plasma fresco congelado de dadores - 3-5 transfusões por semana. Em 43 (59%) doentes anémicos houve complicações infecciosas, que foram tratadas com terapia antibacteriana, antifúngica e antiviral.

A púrpura trombocitopénica idiopática foi diagnosticada em 2 (10%). O diagnóstico de PTI foi efectuado com base nos seguintes critérios [9]trombocitopenia (plaquetas <150X10 /L) na ausência de anomalias quantitativas por parte de outros elementos do sangue; número normal ou aumentado de megacariócitos na medula óssea; ausência de sinais clínicos e laboratoriais de doença semelhante em familiares do sangue; ausência de manifestações clínicas de outras doenças ou síndromes capazes de causar trombocitopenia; nível elevado de imunocomplexos circulantes no soro; efeito positivo da terapia com corticosteróides. [9]Em todos os pacientes examinados havia indicações sobre a síndrome hemorrágica, sangramentos nasais e gengivais foram manifestados no número de plaquetas no sangue periférico 30,0x10 /l, prolongamento da duração do sangramento mais do que em 2 vezes (Tabela №4). A celularidade suficiente e o tipo normoblástico de

hematopoiese eram caraterísticos na medula óssea punctata.
Os doentes com PTI aguda e crónica receberam terapêutica com glucocorticóides sob a forma de comprimidos, injecções e em combinação, imunoglobulinas para administração intravenosa e imunossupressores citostáticos, inibidores da fibrinolisina, protectores da parede vascular e estabilizadores biológicos da membrana. No caso de hemorragias nasais, foram utilizados tampões com ácido e caproico ou dicíon a 5%, antes de se injetar no nariz solução de adrenalina na diluição 1:100000 ou efedrina a 1%. Foi tido em conta que o tamponamento posterior estava contraindicado e que o tamponamento anterior devia ser solto.

Quadro n.º 4

Parâmetros coagulológicos de doentes com trombocitopatias, M±t

Teste	PTI, n=2
Contagem de plaquetas,	77,32±7,24[a]
Duração da hemorragia,	208,73±6,39
Tempo de coagulação do sangue,	320,76±21,36
aPTT, seg	54,64±2,79
PTI, %	89,23±2,58
Fibrinogénio, g/l	2,40±0,08
Tempo de trombina, seg	17,90±0,91

Nota: fiável (P<0,05).

Foram detectadas várias formas de trombocitopatia em 2 (10%). Estas eram principalmente caraterísticas dos adultos. As hemorragias isoladas e combinadas foram detectadas com a mesma frequência e ocorreram espontaneamente a qualquer hora do dia. A hemorragia era principalmente microcirculatória e manifestava-se por hemorragias nasais e gengivais, anemia de gravidade variável. Caracterizavam-se por uma diminuição moderada do conteúdo plaquetário, adesão e retração.
A vasculite hemorrágica foi detectada em 10 *(50%) dos doentes examinados.* O diagnóstico de microtrombovasculite imune (IMTV) foi verificado com base na análise, nos dados do exame clínico e nos resultados laboratoriais. A gravidade da doença foi avaliada de acordo com os critérios propostos por A.A. Ilyin. Os indicadores do sistema de hemostase caracterizaram-se pela preservação dos valores normais das plaquetas, do tempo de coagulação, do PTI e do tempo de trombina, num contexto de aumento do fibrinogénio.
Parâmetros do sangue periférico de doentes com, M±t
O conteúdo de hemoglobina, eritrócitos e plaquetas diminuiu com a progressão da doença, indicando o desenvolvimento de anemia grave e trombocitopenia com risco de hipocoagulação, especialmente na fase de crise blástica. O número de plaquetas aumentou significativamente em 17,54; 27,51 e 28,54 vezes, consoante os estádios. Neste contexto, a taxa de sedimentação de eritrócitos aumentou. As principais

queixas dos doentes eram a fadiga rápida, dores de cabeça e tonturas, diminuição do apetite, hemorragias nasais e gengivais, sensação de peso nos subcostos direito e esquerdo, febre e dores nas articulações, temperatura, cuja gravidade dependia do estádio da doença e da duração da evolução. As patologias associadas foram a broncopneumonia, as doenças dos sistemas gastrointestinal, hepatobiliar e urinário, as patologias crónicas dos órgãos ORL e a anemia.

2.2 Métodos de investigação dos pacientes examinados.

Todos os doentes foram questionados em pormenor sobre as suas queixas e história da doença, e o estado geral dos doentes foi examinado. Na recolha da anamnese, foram esclarecidas as datas do início da doença, as datas das recorrências, a sua relação com doenças infecciosas, doenças do sistema respiratório, bem como a presença de uma anamnese alergológica agravada.

Entre os métodos de exame endoscópico dos órgãos ORL, a principal atenção foi dada à rinoscopia anterior, média (realizada quando necessário) e posterior, durante a qual todas as formações da cavidade nasal foram cuidadosamente examinadas, bem como à orofaringoscopia, otoscopia, laringoscopia indireta, exame endoscópico da cavidade nasal e da faringe. A radiografia de raios X foi de grande importância no diagnóstico da sinusite purulenta aguda.

Foi realizado um exame radiológico em todos os doentes examinados; para o efeito, foram obtidas imagens nas projecções nasolabial, nasolabial e lateral. Nos doentes adultos, foi utilizada radiografia com contraste para clarificar o diagnóstico. A solução de iodlipol foi utilizada como agente de contraste. Para esclarecer a prevalência do processo inflamatório, alguns doentes foram submetidos a uma tomografia computorizada da cabeça. Foi dada especial atenção às alterações do lado da cavidade ocular e, se necessário, foram consultados um oftalmologista, um neurologista e um terapeuta. Todos os doentes foram submetidos a análises clínicas gerais de sangue e urina.

Rinomanometria. No nosso trabalho utilizámos um rinomanómetro computorizado PC-2 (empresa "Atmos" (Alemanha), que funciona com o programa "Ky1po". A essência do método consiste na medição quantitativa do gradiente de pressão e do fluxo de ar, que são criados em condições de respiração nasal fisiológica devido aos movimentos activos dos músculos respiratórios. Os índices de resistência nasal são calculados para cada metade da cavidade nasal com base nestas medições e expressos como uma fração, em cujo numerador se encontra um indicador normalizado do gradiente de pressão e no denominador o indicador do fluxo de ar. Os resultados da rinomanometria são apresentados pelo aparelho sob a forma de um gráfico, e a forma da curva obtida reflecte o grau de perturbação da respiração nasal.

As medições foram efectuadas durante a manhã. O doente está numa posição sentada. Um adaptador feito de material termoplástico é ligado à extremidade do cateter de medição da pressão. Em seguida, o adaptador, juntamente com o cateter, é introduzido numa das metades nasais. A máscara cobre o nariz e a boca e sugere-se que se efectuem pelo menos quatro movimentos respiratórios calmos. Ao mesmo tempo, o dispositivo regista os parâmetros de pressão na metade do nariz em que o cateter está inserido, bem como o fluxo de ar da metade oposta do nariz. Os indicadores são analisados por computador e apresentados no ecrã do monitor sob a forma de curvas que reflectem as fases inspiratória e expiratória. [22]Paralelamente, o monitor apresenta índices quantitativos do fluxo volúmico total (TVF) medido em cm seg, resistência total (TR) ao fluxo de ar à pressão de 150 Pa para a metade esquerda e direita do nariz em Pa/cm seg. Para análise clínica, é mais adequado estudar os valores somados (SOP) e a resistência (SS) para ambas as metades nasais. Os resultados obtidos foram introduzidos numa base de dados.

Durante os exames endoscópicos, utilizámos endoscópios rígidos da KarlStorz (Alemanha) com um diâmetro de 4,0 mm e ópticas laterais e de extremidade de 0 e 70°. Os resultados do exame endoscópico foram registados na SonyDigitalCamera - F 828. O exame endoscópico da cavidade nasal foi efectuado por nós de acordo com o método de MesserklingerW. na posição sentada, antes e depois da anemização da mucosa nasal. Todas as partes da cavidade nasal foram examinadas sequencialmente, começando pelo vestíbulo e pela válvula nasal. Foi dada especial atenção às anomalias da passagem nasal média e da nasofaringe. Foi examinada a concha nasal média. O exame foi efectuado a partir da sua extremidade posterior, com o endoscópio a deslocar-se para trás. Foi possível observar uma curvatura paradoxal da concha nasal média, que poderia levar a uma ventilação deficiente dos seios paranasais.

O complexo ostiomeatal, localizado na parte anterior da passagem nasal média, é clinicamente importante. Este é o nome dado ao complexo etmoidal anterior em 2000 por Naumann, que definiu sua importância no desenvolvimento de doenças do seio frontal e maxilar. Os seus componentes são: a extremidade anterior da concha média, o processo em forma de gancho, as células do tubérculo nasal, a fissura semilunar, a bolsa frontal, a bula da treliça e o seio lateral. Uma vez que o complexo ostiomeatal contém todas as aberturas naturais das células maxilares, frontais e anteriores do osso da rede, é fundamental na patogénese da sinusite aguda e crónica. O último passo é examinar a passagem nasal superior. Aqui podemos examinar as aberturas do seio posterior do osso ciliar, a bolsa esfenoetmoidal e a junção do seio cuneiforme, que está localizada acima das coanas entre o septo nasal e a concha nasal superior.

Com a ajuda de um exame endoscópico completo, as causas das doenças agudas recorrentes da cavidade nasal e dos seios paranasais e os factores que agravam o desenvolvimento da inflamação na cavidade nasal podem ser determinados com maior precisão. Consequentemente, a escolha do tratamento da doença é facilitada.

Estudo da atividade mucociliar da mucosa nasal

Foram propostos vários métodos para ***investigar a função de transporte do epitélio mesentérico*** na cavidade nasal. A maior parte deles baseia-se na determinação da velocidade de movimento ao longo da superfície da mucosa nasal de várias partículas marcadoras: pó de carvão, mistura de pó de carvão com gel de amido-ágar, película polimérica solúvel com azul de metilo, tinta preta, vestígios de sangue.

A função secretora baseia-se na atividade secretora de numerosas glândulas mucosas e serosas, localizadas na própria camada da mucosa nasal, bem como nas células mesentéricas do epitélio. A intensidade da função excretora é determinada pela quantidade de secreção produzida pela mucosa nasal e pelo intervalo de tempo decorrido entre o momento em que a película é aplicada na superfície da mucosa e a sua completa dissolução.

A capacidade de absorção da mucosa da cavidade nasal foi estimada pelo grau de coloração no local da película de polímero. Quanto mais pronunciada for a supressão da atividade motora dos cílios, mais forte será a coloração da mucosa com azul de metileno, ou seja, melhores serão as condições de absorção. A capacidade de absorção da membrana mucosa aumenta acentuadamente nos processos atróficos, na inibição do movimento dos cílios por vários medicamentos.

No caso de um abrandamento acentuado do transporte mucociliar, pode ser observada uma forte coloração da mucosa nasal no local da marcação, mesmo durante a rinoscopia anterior (Fig. 1).

Fig. nº 1

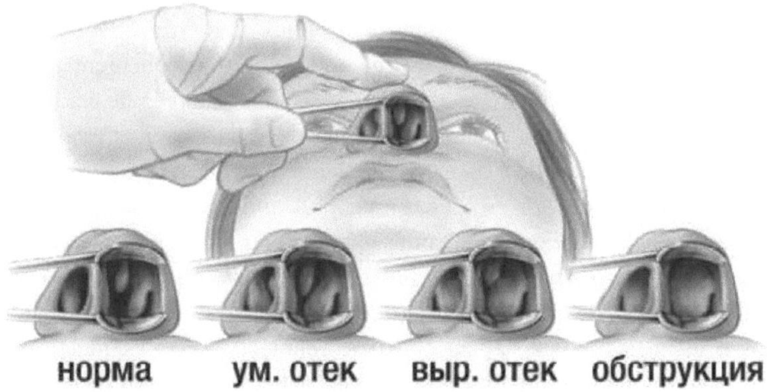

Neurinoscopia anterior.

Se testes repetidos confirmarem a imobilidade das marcas inseridas na cavidade nasal, pode-se afirmar definitivamente que este paciente tem um distúrbio de transporte de muco, embora apenas a microscopia eletrônica de amostras de biópsia da mucosa da cavidade nasal possa estabelecer a presença de patologia estrutural dos cílios.Fig. №2.

Mucosa normal Mucosa afetada por vírus

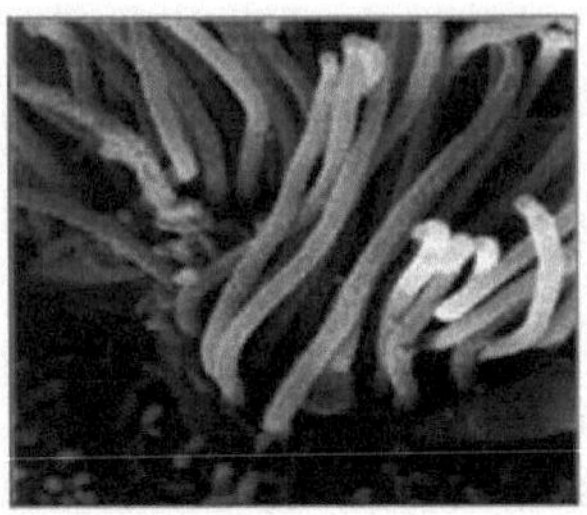
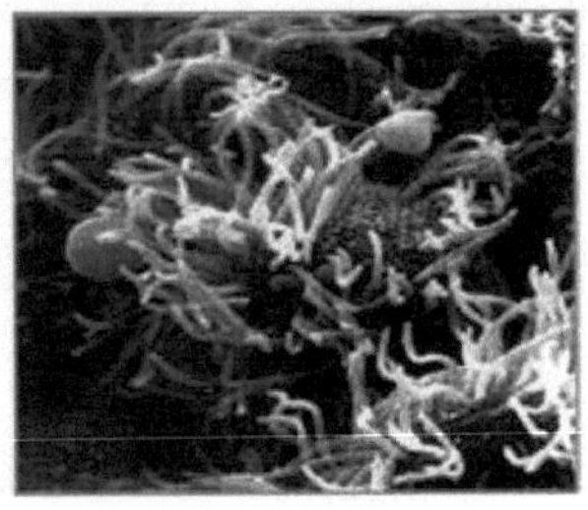

Investigação do transporte mucociliar utilizando películas de polímero coradas com azul de metileno. A película é colocada na concha nasal inferior (20 minutos após o início do estudo - a película não se dissolve, não se move, não é absorvida, o que indica uma violação do MTT num doente com desvio do septo nasal e rinite vasomotora).

O estudo da função calorífica da cavidade nasal foi realizado com um termómetro elétrico doméstico TPEM-1 (um termómetro médico elétrico da Kazan Medical Instrumental Plant) com uma gama de medição de 1 a 42 °C. A cabeça do sensor foi levada à membrana mucosa do septo nasal, ao nível da extremidade anterior da bacia nasal inferior, até ao contacto com a luz. A cabeça do sensor foi levada à membrana mucosa do septo nasal, ao nível da extremidade anterior da concha nasal inferior, até ao contacto com a luz. O estudo foi efectuado de manhã (às 10-11 horas) à temperatura ambiente de 18-20°C, durante 20 segundos, até à paragem completa do ponteiro do aparelho. Os resultados do estudo foram registados e introduzidos numa base de dados informática.

Foram utilizadas quatro soluções-padrão para estudar a função olfactiva do nariz. Por ordem crescente de intensidade do odor e, consequentemente, foram distinguidos quatro graus de comprometimento olfativo: solução de ácido acético a 0,5 % (grau I - odor fraco); álcool vínico puro (grau II - odor médio); tintura simples de valeriana (grau III - odor forte); álcool amoniacal (grau IV - odor ultra forte). Todos os frascos de solução tinham a mesma forma e tamanho. A odorimetria foi efectuada de manhã, antes das refeições. O sujeito estava sentado à sua frente. Pediu-se ao sujeito que fechasse uma narina com um dedo. Levava-se um pedaço de papel de filtro à narina aberta, pedia-se para cheirar durante 2-3 segundos e identificar a substância odorífera, começando pela solução de ácido acético. Em função dos resultados obtidos, foi estabelecido o grau de sensibilidade olfactiva.

Exame bacteriano das secreções dos seios paranasaisOs estudos microbiológicos foram efectuados aquando da admissão dos doentes no hospital. O material para sementeira foi retirado das secreções dos seios paranasais utilizando uma ansa bacteriana exposta a uma chama de álcool. Foi observada a máxima esterilidade. A obtenção de culturas puras e a identificação dos micróbios foram efectuadas de acordo com as regras da técnica bacteriológica. A secreção purulenta foi semeada em placas de Petri com ágar-sangue, meio endo, ágar-peptona de carne e meio Kitt-Tarotzzi. Determinou-se o carácter de crescimento dos microrganismos em meios nutritivos, inerente a cada cultura por: forma, tamanho, pigmento libertado, etc. Após a identificação do posto de microrganismo, uma ansa bacteriana foi contactada com a cultura, que foi então aplicada numa camada fina sobre a lâmina e espalhada uniformemente sobre a superfície. Os esfregaços foram então corados e fixados. O esfregaço seco foi visualizado num sistema de microscópio de imersão. As estirpes isoladas foram identificadas com base nas propriedades morfológicas, ticcoriais, culturais e bioquímicas.

Estudo alergológico. Todos os doentes por nós observados, independentemente da anamnese e das queixas, foram examinados por um alergologista para excluir do estudo os doentes com rinite alérgica. Os doentes foram submetidos a testes alergológicos com alergénios bacterianos e não bacterianos.

CAPÍTULO 3

FREQUÊNCIA E ESTRUTURA DAS DOENÇAS DOS SEIOS NASAIS E PARANASAIS EM DOENTES HEMATOLÓGICOS

Caraterísticas clínicas dos doentes

Examinámos 60 doentes submetidos a tratamento ambulatório e hospitalar em 1-2 clínicas do departamento de hematologia e otorrinolaringologia da Academia Médica de Tashkent no período de 2015 a 2017.

No decurso do exame complexo de 60 pacientes com a doença do nariz, ONP e em combinação com hematológica, com base no processo patológico da cavidade nasal e na direção das tácticas terapêuticas, os pacientes foram divididos em 2 grupos.

No decurso do exame complexo de 60 pacientes com a doença do nariz, ONP e em combinação com hematológica, com base no processo patológico da cavidade nasal e na direção das tácticas terapêuticas, os pacientes foram divididos em 2 grupos.

1-grupo: doença nasal, ONP e em combinação com doentes hematológicos (30 doentes), incluindo 20 doentes com anemia grave, 5 doentes com patologia da hemostase, 5 doentes com trombocitopenia.

2-grupo: doenças nasais e das ONP dos pacientes (30 pacientes), incluindo 15 pacientes com pansinusite crónica, 10 pacientes com maxilomoroetmoidite, 5 pacientes com hemisinusite. Distribuição dos pacientes examinados por idade e sexo.

Gráfico #1.

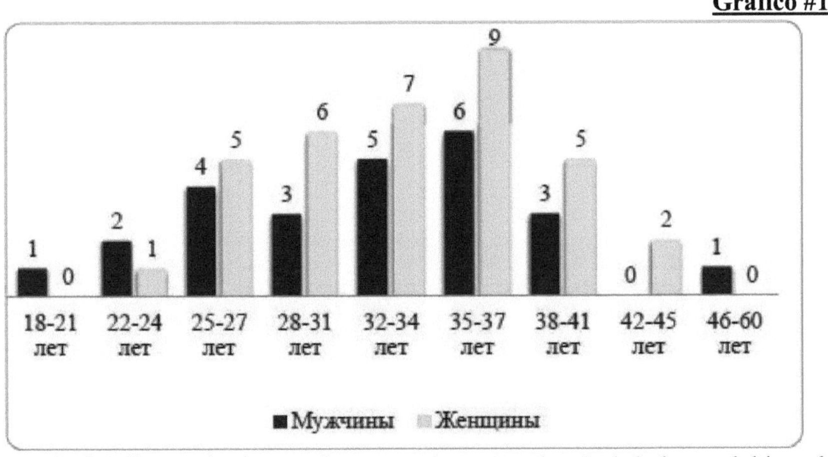

A anemia foi diagnosticada com base nas alterações do nível de hemoglobina, da contagem de eritrócitos e do índice de cor no sangue periférico dos doentes. O diagnóstico foi efectuado com base nas recomendações da OMS (CID10):

anemia relacionada com a nutrição (NDA), anemia hemolítica (HCA) e anemia aplástica. As anemias graves (nível de hemoglobina igual ou inferior a 75 g/l, moderada (80-100 g/l) e ligeira (100-110 g/l) foram distinguidas por gravidade. Dos 22 doentes com anemia grave, 12 (60%) foram diagnosticados com DCL, 2

(6,7%) com AIGA, 4 (13,3%) com hipo e anemia aplástica e 2 (6,7%) com formas mistas de anemia (Diagrama 2).

Gráfico #2.

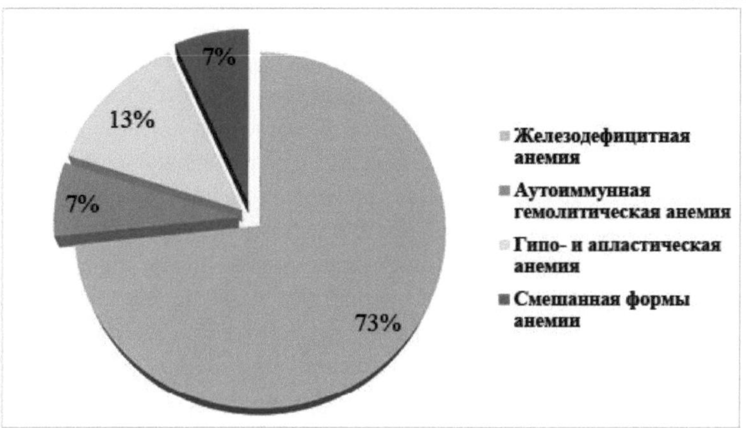

- **Anemia por deficiência de ferro**
- **Anemia hemolítica autoimune**

Anemia hipo e aplástica

- **Formas mistas de anemia**

Como se pode verificar pelos dados acima referidos, a MNIONP foi detectada em maior grau em doentes com coagulopatias.

Em 30 pacientes com diferentes formas de anemia, foi detectada patologia dos órgãos ORL. Assim, 8 doentes tinham rinite crónica atrófica, 5 tinham rinite crónica simples, 2 tinham rinite hipertrófica, 2 tinham rinite neurovegetativa e 1 tinha rinite alérgica, em 5 doentes foi detectado desvio do septo nasal e em 7 doentes com patologia otorrinolaringológica foi detectado sangramento nasal de intensidade variável.

Foram detectadas doenças da ONP em 30 pacientes. Destes, 15 doentes foram diagnosticados com pansinusite crónica, 5 com hemoroetmoidite crónica e 5 com hemisinusite crónica. A frequência de ocorrência de várias patologias dos órgãos ORL também dependeu da idade do paciente. Assim, a otite média crónica purulenta, as várias formas de rinite crónica e a sinusite foram as mais frequentes em 16,7% dos doentes, e as hemorragias nasais em 23,3%. A gairomoroetmoidite crónica foi detectada em 33,3% dos examinados com patologia otorrinolaringológica, sendo que em todos os doentes o processo era bilateral. A hemorragia nasal, na maioria absoluta dos casos, foi detectada na anemia hipoplásica e aplástica, enquanto as doenças inflamatórias crónicas dos órgãos otorrinolaringológicos eram principalmente caraterísticas da ADM grave.

A rinite atrófica crónica foi detectada principalmente em doentes adultos com anemia (26,7%). Em doentes adultos, em contraste com as crianças, a frequência de hemorragia nasal foi significativamente mais baixa e ascendeu a 26,7%. Tal como nas crianças, a hemorragia era sobretudo caraterística da anemia aplástica, das doenças purulentas-inflamatórias para a GDA grave e da anemia mista. De acordo com a literatura, o desenvolvimento de diferentes intensidades de hemorragia nasal é predominantemente determinado pela inferioridade quantitativa e qualitativa da trombocitopoiese. Tal como nas crianças, as hemorragias nasais eram principalmente caraterísticas da anemia aplástica, das doenças inflamatórias purulentas dos órgãos ORL - para a GAD grave e para a anemia mista.

Assim, com base nos dados obtidos, podemos concluir que os doentes com diferentes formas de anemia apresentam diferentes lesões dos órgãos ORL. A sua forma nosológica e manifestações clínicas dependem do tipo de anemia: na anemia aplástica observou-se principalmente hemorragia nasal de intensidade variável, mais frequente em crianças, enquanto que nas formas graves de GAD e anemia mista - doenças inflamatórias crónicas purulentas.

Tratamento de doenças inflamatórias dos seios maxilares.

Os resultados de estudos sobre a análise de várias formas de anemia revelaram uma variedade de quadros clínicos e hematológicos e a gravidade dos síndromas. Assim, foram reveladas doenças purulentas-inflamatórias sob a forma de otite média purulenta crónica e faringite.

Mais de metade (6,7%) dos doentes com trombocitopenia idiopática apresentaram hemorragias de intensidade variável, com maior incidência na população pediátrica. A amigdalite crónica foi detectada em 23,3% dos casos, sendo mais frequente nos adultos.

Nos doentes com trombocitopatias, foram registadas hemorragias de intensidade variável em adultos em 80% dos casos.

A análise da frequência de patologias otorrinolaringológicas em doentes com vasculite revelou a ocorrência de 100% de amigdalite crónica, principalmente da forma tóxico-alérgica, bem como em doentes adultos. Estas foram combinadas com rinossinusite, otite média, rinite de vários graus de gravidade.

Sabe-se que o desenvolvimento de hemorragias é predominantemente determinado pela inferioridade quantitativa e qualitativa da trombocitopoiese. A gravidade das complicações hemorrágicas coincide com a profundidade da trombocitopenia. Em 80% dos doentes com trombocitopatias foram observadas hemorragias nasais de diferentes intensidades, que foram combinadas com doenças purulentas-inflamatórias crónicas dos órgãos ORL, a amigdalite crónica foi revelada em todos os doentes com vasculite. Destes, em 16,7% foi estabelecida uma forma simples, em 6,7% -1 grau de tóxico-alérgica e 6,7% - II grau de tóxico-alérgica da doença. 96,7% dos casos foram combinados com sinusite, otite média, rinite simples e atrófica. Entre os doentes examinados de todas as formas de sinusite crónica, verificou-se a existência de variantes purulentas, purulentas-atróficas, alérgicas e purulentas-polipóides da evolução clínica da doença.

A análise da frequência das doenças otorrinolaringológicas em doentes com coagulopatias dita a necessidade de estudos mais aprofundados sobre os mecanismos do seu desenvolvimento e melhoria dos métodos suaves de tratamento.Assim, com base nos dados obtidos, podemos dizer que em doentes com coagulopatias a frequência de patologia otorrinolaringológica é de 76,7%, sendo que a forma nosológica e as suas manifestações dependem da forma e gravidade da patologia subjacente.Em doentes com coagulopatias, as doenças otorrinolaringológicas mais frequentes foram a hemorragia nasal e a rinite crónica.

Assim, foram detectadas doenças nasais sob a forma de várias formas de rinite aguda e crónica em 5 (16,7%) e 25 (83,3%), respetivamente. A rinite crónica atrófica foi diagnosticada em 26,7% dos doentes, a forma simples de rinite crónica foi detectada em 16,7%, a forma hipertrófica em 6,7%, a rinite neo-rovegetativa em 6,7%, a forma alérgica de rinite crónica em 3,3% dos doentes. O desvio do septo nasal foi detectado em 16,7% dos doentes com patologia da hemostase. Foram registadas hemorragias nasais de gravidade variável em 23,3% dos doentes examinados.

As doenças dos seios paranasais sob a forma de várias formas de patologias agudas e crónicas foram detectadas em 5 (16,7%) e 25 (83,3%) doentes. Assim, a pansinusite crónica foi detectada em 50% dos doentes, a gaimoroetmoidite crónica - em 33,3%; a hemossinusite crónica foi diagnosticada em 16,7% dos doentes.

Assim, com base nos dados obtidos, podemos concluir que as doenças do nariz e seios paranasais foram detectadas em 86,7% dos doentes com patologia sanguínea. Em todos os doentes foram diagnosticadas duas ou mais doenças do nariz e seios paranasais. Nos doentes com anemia grave, foram detectadas doenças do nariz e dos seios paranasais em 86,7%, patologia da hemostase em 80% e trombocitopenia em 6,7%. De todas as doenças, a hemorragia nasal, a rinite atrófica, a etmoidite crónica e a sinusite maxilar crónica foram detectadas com uma frequência significativamente maior.

Os depósitos purulentos na superfície da membrana mucosa, as hemorragias, as hemorragias, a infiltração intensa de células redondas são típicos dos processos inflamatórios purulentos agudos. Por vezes, há sinais de peri-ostite, rutura da parede óssea do seio e hemorragia. Dificuldade respiratória nasal periódica ou constante, corrimento nasal mucoso (na rinossinusite recorrente - mucopurulento), dor de cabeça, sensação de peso na testa ou na zona das bochechas, diminuição do olfato, num contexto de cansaço rápido e crescente, sonolência, fraqueza geral e intoxicação. A frequência de desenvolvimento das várias formas de sinusite depende da patologia subjacente. Assim, a anemia caracterizou-se principalmente por sinusite crónica purulenta-atrófica (16,7%), a patologia hemostática apresentou todas as formas de sinusite em igual proporção, 3,3%, e a hemoblastose caracterizou-se principalmente por sinusite purulenta aguda e crónica (10%).

Quadro n.º 5

Frequência de ocorrência de diferentes formas de sinusite em doentes hematológicos

Patologia do sangue	Uma forma de sinusite		
		Crónica	
	Purulenta aguda	Apodrecimento	Apodrecimento
~~Anemia.~~	2	7	6
Patologia da hemo	2	4	1
Trombottitope-	1	6	1

Uma história cuidadosa revelou um início gradual, frequentemente após infecções virais respiratórias agudas ou poliquimioterapia intensiva, com o número de recorrências a aumentar todos os anos. As queixas iniciais neste grupo de doentes eram congestão nasal, desconforto nasofaríngeo, secreção mucosa do nariz e/ou que escorria pela parede posterior da faringe e diminuição do olfato.

Para objetivar as manifestações clínicas da sinusite aguda e crónica, utilizámos o seguinte protocolo de exame (Tabela 6).

Protocolo de exame clínico

Quadro n.º 6

Taxas de conversão:	Dados de inspeção	
Dores de cabeça: nenhuma -1, sim - 2.	Estado geral: satisfatório - 1, moderado - 2, grave - 3	
Difusa -1, testa - 2, nariz - 3, occipital - 4, olhos - 5	Alterações externas dos órgãos ORL: nenhuma - 1, deformidade externa do nariz - 2, face adenoide - 3	
Respiração nasal: livre - 1, difícil - 2, ausente - 3	Dor à palpação: seios frontais - 1, seios maxilares - 2	da direita para a esquerda
Corrimento nasal: nenhum -1, mucoso - ***2,*** purulento -3	Respiração nasal: livre -1, difícil - 2, ausente - 3	da direita para a esquerda
Tosse: 1 à noite, 2 durante o dia, 3 durante o dia.	Mucosa nasal: inalterada -1, edema ***-2,*** hiperemia - 3	da direita para a esquerda
Ressonar: nenhum - 1, sim - 2.	Secreção nasal: nenhuma -1, muco - 2, pus - 3, pólipo - 4	da direita para a esquerda
Perda de audição: nenhuma - 1, sim - 2	Localização da secreção na cavidade nasal: passagem nasal comum -1, secções posteriores - 2, passagem nasal média - 3	da direita para a esquerda
Outras queixas (especificar)	Deformidade do septo nasal: nenhuma -1, crista - 2, espiga - 3, curvatura - 4	Direita esquerda
Temperatura (números): Fraqueza: nenhum -1, sim - 2	Amígdalas palatinas: I grau -1, I grau - 2, III grau - 3	
Doente: (especificar a duração)	Parede posterior da faringe: sem alterações -1, faringite granulomatosa - 2, faringite lateral - 3, muco - 4	da direita para a esquerda
Tratamento anterior: não tratado - 1, tratado em ambulatório - 2,	Gânglios linfáticos regionais: não aumentados - 1, aumentados sem dor - 2, aumentados com dor	da direita para a esquerda

tratado em regime de internamento - 3	- 3	
Qual foi o tratamento anterior:	Orelhas: sem alterações - 1, otite média purulenta aguda - 2, otite média crónica - 3, otite média exsudativa - *4*	da direita para a esquerda
Doenças anteriores:		

A queixa comum de dificuldade de respiração nasal em 53 pacientes (88,3%) foi comum aos pacientes de todos os grupos. A ausência completa de respiração nasal foi observada em 18 pacientes, em 20 pacientes - intermitente, e em 9 pacientes após o uso de gotas vasoconstritoras a respiração nasal melhorou por algum tempo, mas não se recuperou completamente, e em 1 paciente não houve melhora após simpaticomiméticos.

Seguem-se, em termos de frequência de ocorrência, as dores de cabeça - 42 pessoas (70%) e a fadiga rápida - 39 pessoas (65,0%). Aproximadamente a mesma prevalência de fadiga rápida em todos os grupos indica provavelmente uma entrada insuficiente de oxigénio no organismo em resultado de dificuldades de respiração nasal comuns a todos os doentes ou causadas pela doença subjacente.

O segundo sintoma mais comum foi o corrimento nasal em 39 pacientes (65%), seguido da disfunção olfactiva em 21 pacientes (35%). Estes sintomas são encontrados principalmente no grupo de doentes com rinite crónica e no grupo de doentes com desvio do septo nasal combinado com rinite, uma vez que a disfunção olfactiva de vários graus é observada em doentes com esta patologia.

A descarga nasal em pacientes com rinite crónica foi predominantemente aquosa, enquanto que a descarga mucosa e espessa foi observada em pacientes com rinite hipertrófica. A secreção purulenta em nossos pacientes foi observada apenas no momento da rinite recorrente.

Uma sensação de peso na região da bochecha ou da testa em 6 pessoas (10%), desconforto na nasofaringe foi registado por 21 pessoas (35%). As queixas de irritabilidade e de falta de apetite foram intermitentes.

Foi utilizado um sistema de pontuação modificado de V.J. Lmid e D.W. Lmid para quantificar os sintomas. Lmid e D.W. Kennedy (2005), cujos resultados são apresentados nas Tabelas 7. A avaliação quantitativa incluiu a análise de cinco sintomas principais da doença: dificuldades respiratórias nasais, corrimento nasal, dor de cabeça, diminuição do olfato e fadiga rápida, utilizando um sistema de dois pontos; o número total podia variar entre 10 e 10 pontos.

Quadro n.º 7

Esquema de quantificação dos sintomas em doentes com anemia grave

Sintoma	Não há Oballs	1 ponto por vezes, um	2pontos, post, bipost.	Total	Pontuação média

		andar.			
Dificuldades respiratórias nasais	25	20	27	72	1,03
Corrimento nasal	26	2	44	72	1,25
Dor de cabeça	36	8	28	72	0,89
Diminuição do olfato	48	3	21	72	0,63
Fadiga rápida	18	13	41	72	1,32
Pontuação total					±5,11 0,84

Quadro n.º 8

Esquema para a quantificação dos sintomas em doentes com trombocite-peníase

Sintoma	Não há Oballs	1 ponto por vezes, de um só piso.	2 pontos, poste, dois andares.	Total	Pontuação média
Dificuldades respiratórias nasais	25	20	27	72	1,03
Corrimento nasal	26	2	44	72	1,25
Dor de cabeça	36	8	28	72	0,89
Diminuição do olfato	48	3	21	72	0,63
Fadiga rápida	18	13	41	72	1,32
Pontuação total					±5,11 0,84

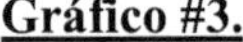
Gráfico #3.

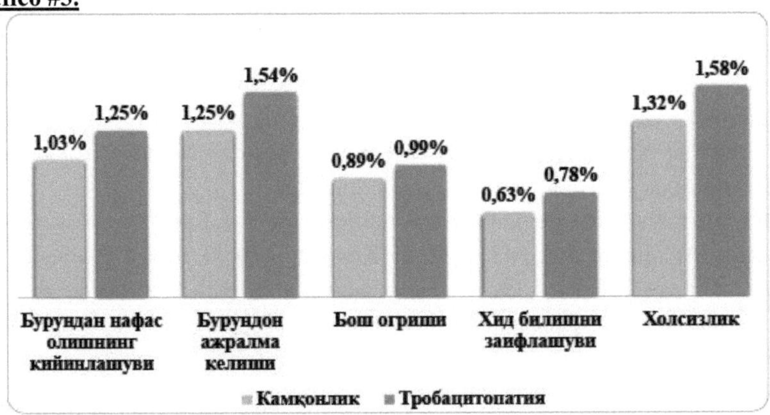

Na recolha da anamnese, perguntámos: quando começou a doença, a causa da doença, a evolução da doença na altura da recorrência e a frequência das recorrências durante o ano. 42(70%) doentes referiram a causa conhecida da doença: constipações e uso prolongado de gotas vasoconstritoras associadas, exacerbação da doença de base, cuidados intensivos agressivos.

Um doente foi submetido a uma ressecção submucosa do septo nasal; cerca de 5-6 meses depois, começou a sentir novamente dificuldades respiratórias nasais e corrimento nasal. O outro doente tinha sofrido um traumatismo nasal. Estes dois doentes apresentavam sinéquias nasais ao exame e uma história de constipações frequentes e prolongadas. 7 doentes foram submetidos a uma desintegração ultra-sónica das conchas nasais inferiores. Dois deles não registaram qualquer melhoria da respiração nasal e a frequência das constipações manteve-se inalterada. Em 5 doentes, a condição melhorou e as dificuldades respiratórias nasais não os incomodaram durante cerca de 1,5 anos, período durante o qual o número de recorrências diminuiu para 2-3 episódios por ano. A duração da doença variou entre os grupos. Globalmente, o grupo de doentes com trombacitepenia foi o maior em termos percentuais.

A maioria dos doentes observou uma evolução lenta da doença na altura da recaída. A presença de doenças alérgicas concomitantes nos doentes, tais como asma brônquica, urticária, enxaqueca, conjuntivite alérgica, dermatite alérgica, foi revelada em 3,3% dos casos (4 doentes).Nos grupos de doentes com patologia combinada, a bronquite crónica ocupou o primeiro lugar. Em 23,3% dos doentes com história de pneumonia, e em 10% dos doentes foi diagnosticada pneumonia mais do que uma vez.Assim, os dados anamnésicos fornecem uma avaliação suficientemente completa do estado geral de saúde do doente.Os dados do exame endoscópico da cavidade nasal mostraram o seguinte (Tabela 9).

Achados endoscópicos da cavidade nasal em doentes hematológicos

Quadro 9

sinal	Número de casos
Hiperemia e inchaço da mucosa nasal	22
Deformidade do septo nasal	8
Hipertrofia dos ossos nasais inferiores	24
Descarga patológica	17
Sinequias	2
Patologia da concha nasal média	9
Hipertrofia da bula da treliça	9
Hipertrofia do processo em forma de gancho	3

O desvio do septo nasal foi detectado em 8 doentes, o que correspondeu a 26,7%. A tuberosidade do septo nasal foi detectada no exame endoscópico em 7 pacientes, e cristas pronunciadas foram observadas em 12 pacientes. O exame endoscópico é de grande importância para investigar o septo posterior.

O exame antes da anemização em 22 doentes revelou hiperemia da mucosa nasal. Em 30 doentes foi detectada hipertrofia das conchas nasais inferiores, em 24 doentes após a anemização a extremidade posterior das conchas nasais inferiores não se contraiu e em 4 doentes após a anemização as conchas nasais inferiores permaneceram inalteradas; a rinite hipertrófica caracteriza-se por uma coloração vermelho-púrpura da mucosa da cavidade nasal. Na forma cavernosa da rinite hipertrófica, a superfície das conchas nasais é lisa, uniforme e fibrótica - as áreas de superfície lisa alternam com áreas de mucosa cobertas por papilas, que são mais frequentemente observadas nas extremidades das conchas ou ao longo do seu bordo inferior, geralmente na concha nasal inferior. Corrimento mucoso escasso ou moderado sem paroxismos de rinorreia, geralmente viscoso, cuja quantidade é constante durante muito tempo; em alguns doentes com rinite hipertrófica pode estar ausente. Ao sondar a superfície da concha após a adrenalização, na forma cavernosa da rinite hipertrófica, nota-se a sua base óssea; na forma fibrosa, o tecido conjuntivo denso crescido reduz a sensação de osso. O tecido denso da membrana mucosa é sentido, a sonda não é pressionada e não deixa um sulco atrás dela. Na rinite vasomotora devida a edema dos tecidos da concha nasal, a sonda penetra facilmente no tecido e assenta no osso. Após a remoção da sonda neste local, fica um entalhe, que se suaviza gradualmente. A rinite vasomotora caracteriza-se por um inchaço da mucosa da cavidade nasal até à obstrução completa do seu lúmen, com o aparecimento simultâneo de grandes quantidades de muco ou de corrimento aquoso, sendo a cor da mucosa bastante diferente - rosa e azul. Por vezes, podemos observar uma mudança rápida de cor de vermelho vivo para castanho com o aparecimento de sinais de distonia vascular - manchas de Voyachek. Após a anemização (lubrificação da membrana mucosa com solução de adrenalina a 0,1%), as conchas nasais diminuem de tamanho e assumem o tamanho normal.

Patologia da concha nasal média: a concha nasal média curvada patologicamente foi encontrada em 9 casos, hipertrofia bolhosa da concha nasal média - em 9 doentes. 9 doentes apresentavam bul- laethmoidalis, que bloqueava parcialmente a junção do seio maxilar. Em todos estes doentes, a queixa dominante era a dificuldade de respiração nasal, principalmente do mesmo lado. A progressão da leucemia crónica foi acompanhada por um aumento da frequência das queixas, um aumento da sintomatologia objetiva. O quadro de patologia concomitante dos órgãos ORL tinha uma manifestação clínica vaga.

No estudo das caraterísticas funcionais da mucosa da cavidade nasal, foram determinados os indicadores normais das funções de transporte, excreção e sucção. Como indicado acima, este estudo foi efectuado em indivíduos saudáveis. Além disso, foram determinados os valores médios dos principais indicadores em pacientes com sinusite recorrente, dependendo da natureza da lesão das estruturas intranasais.

Ao realizar o teste da sacarina antes da cirurgia, o tempo de sacarina foi significativamente mais longo em todos os doentes do que no grupo de controlo, o que se deve muito provavelmente à patologia das estruturas intranasais (o desvio padrão foi de 6,4 min). O abrandamento do transporte mucociliar promove um contacto mais prolongado de vírus e bactérias com o epitélio, o que predispõe ao desenvolvimento do processo inflamatório.

Os resultados do estudo são apresentados na Tabela 10. Os resultados do estudo permitiram-nos concluir que as capacidades funcionais do epitélio mesentérico são mais reduzidas no grupo de doentes com patologia combinada da cavidade nasal.

Tabela 10.

Avaliação das capacidades funcionais da mucosa nasal em pacientes com rinossinusite recorrente e em indivíduos saudáveis.

sinal	Funções da mucosa da cavidade nasal		
	Transporte (min.)	Excretora (min.)	Aspiração
Rinite vasomotora	42,1+0,2*	4,6±0,2*	coloração forte
Hipertrofia KO combinada com rinite vasomotora	43,4+0,7*	5,1±0,2*	coloração forte
Deformidade NP combinada com rinite vasomotora	45,4+0,4*	6,4±0,5	coloração forte
Rinite hipertrófica	38,2+0,3*	5,4±0,4*	coloração moderada
Patologia da SR combinada com deformidade da NP e rinite hipertrófica	44,3+0,3*	6,9±0,5	coloração forte
Hipertrofia da bula laríngea combinada com deformidade da prega palatina e rinite hipertrófica	47,5+0,3*	5,6±0,3*	coloração forte
Sinequias	35,4+0,1*	4,3±0,1*	coloração moderada
Norma	24,1+1,2	8,12+0,3	coloração moderada

Nota: NP - septo nasal, SR - bulbo médio,

KO é o processo em forma de gancho.

Gráfico #4.

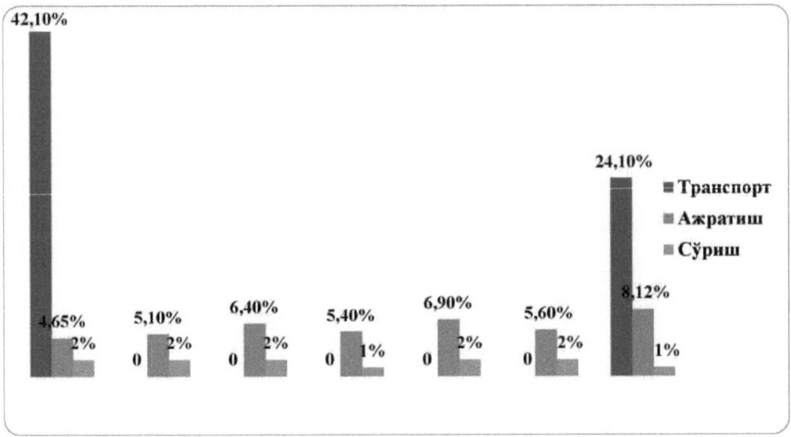

Com base nestes dados, podemos concluir que a causa das doenças inflamatórias recorrentes em pacientes com anomalias anatómicas da cavidade nasal é uma violação da interação entre os sistemas de defesa mucociliar e imunitário. Como consequência, observamos: em primeiro lugar, um aumento da gravidade e da duração das doenças infecciosas agudas, em segundo lugar, uma contaminação bacteriana significativa da mucosa nasal, o que leva a um aumento adicional da frequência das recorrências. Por conseguinte, o tratamento medicamentoso tradicional, regra geral, só tem êxito nas exacerbações, mas não evita as recaídas.

Em todos os doentes, foi determinada a composição de espécies da microflora isolada da mucosa nasal sob a concha nasal média durante o período inter-recidivante e do punctado dos seios maxilares na altura da inflamação purulenta, bem como a sua sensibilidade aos antibióticos.Ao estudar a microflora detectada a partir do punctado dos seios maxilares (Tabela 3. 3.8), obtiveram-se os seguintes resultados: a flora mais frequentemente isolada foi a Hemophilusinfluenza (12,2%), Staphylococcusaureus (5,7%), Hemophilusparainfluenzae (5,7%), Staphylococcusepidermidis (4,1%), M.catarrhalis (7,3%) detectada em 42 casos (34,1%). A ausência de microflora foi registada em 17 casos (13,8%). As monoculturas foram isoladas em 60 doentes (85,4%): Streptococcuspneumoniae (36,2%), Streptococcuspyogenes (24,8%), Staphylococcuspyogenes (24,8%), Staphylococcus cusaureus (14,3%), Hemophilusinfluenza (9,5%), Staphylococcusepidermidis (5,7%), Hemophilusparainfluenzae (4,8%), M.catarrhalis (4,8%). A associação microbiana foi isolada em 9 (7,3%) doentes: S.pneumoniaeH.influenzae4 doentes; H.influenzaeStreptococcuspyogenes3 doentes; H.parainfluenzaeStreptococcuspyogenes2 doentes.O pneumococo mais frequentemente isolado (Streptococcuspnemnoniae) foi em 42 casos (34,1%).

Gráfico #5.

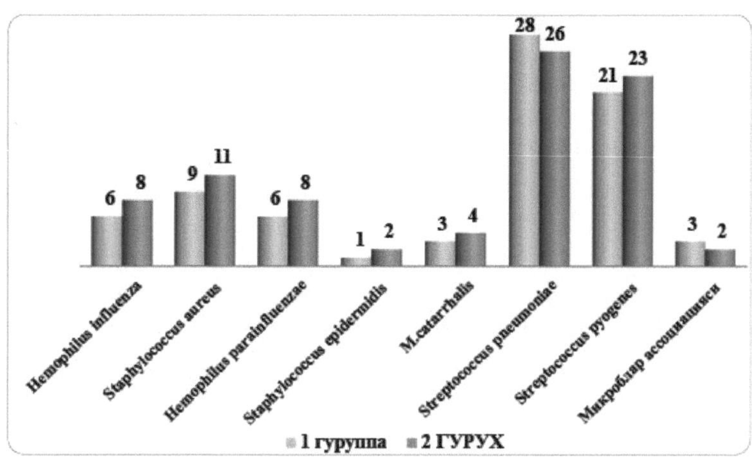

O estudo da composição de espécies da microflora isolada da mucosa nasal de pacientes com rinossinusite recorrente revelou a predominância de microflora gram-positiva (Staphylococcusepidermidis, Streptococcuspneumoniae, Streptococcusviridians, Staphylococcusaureus). Analisando os dados obtidos, chegámos à conclusão de que a microflora bacteriana mais comum em todos os doentes que sofrem de rinossinusite recorrente é a StaphylococcusepidermidisóOO doentes (55,3%). Em 40,65% dos casos, foi possível detetar Staphylococcusaureus *(30 doentes*).

De acordo com a literatura, o Staphylococcusaureus é uma flora patogénica e tem uma propriedade de sensibilização pronunciada. Quando interage com o corpo humano, ocorrem reacções de hipersensibilidade imediata e retardada. As toxinas derivadas da epiderme e do Staphylococcus aureus deprimem a atividade motora do epitélio mesentérico; o maior grau de inibição do transporte de secreções é observado sob a influência do Staphylococcus aureus, causando hemólise dos eritrócitos. O Staphylococcusaureus está frequentemente associado ao Streptococcus e ao pneumococcus, geralmente como expressão de uma infeção mista.

No grupo de doentes saudáveis, o Staphylococ- cusepideraiidis foi isolado em 70% dos casos, e em 5% dos casos -Streptococcusviridans. Ou seja, em pessoas saudáveis, a flora oportunista, neste caso o estreptococo greening, é rara. Verificou-se que os antibióticos aos quais a microflora isolada da mucosa nasal dos doentes era sensível eram a amoxicilina-ácido clavulânico, a cefotaxima e as preparações de fluoroquinolonas. A amoxicilina-ácido clavulânico é um medicamento da série das penicilinas com ácido clavulânico, que proporciona proteção contra a enzima hidrolisante B-lactamase. Tem um largo espetro de ação, com maior incidência na supressão da tripla de microrganismos do trato respiratório Streptococcusp neumoniae e Haemophilusinfluenzae. A flora particularmente patogénica (Pseudomonasaerugenosa, Proteusvulgaris, E.coli, Citrobacterfreundii, altamente resistente a muitos antibióticos, incluindo as cefalosporinas de 3ª geração Cefotaxima 1.0), foi altamente sensível aos medicamentos da série das fluoroquinolonas (Levofloxacina 100.0).

Assim, o agente causador da doença é principalmente a microflora isolada da punção do seio maxilar.

Uma contaminação bacteriana significativa da mucosa nasal (incluindo a presença de microflora oportunista Gram-negativa com um amplo espetro de resistência aos antibióticos) dá razão para atribuí-la aos factores de risco para a formação de insuficiência imunitária local secundária e persistência do processo inflamatório em doentes com anomalias anatómicas da cavidade nasal.

No entanto, o quadro clínico das doenças purulento-inflamatórias dos órgãos ORL dependia da evolução da patologia subjacente. Assim, em doentes com um grau severo de DLD, anemia aplástica e anemia hemolítica autoimune, foram detectadas formas simples e atróficas de rinite e faringite crónicas, formas simples e tóxico-alérgicas de grau I de amigdalite crónica e meso-timpanite crónica em várias combinações. Entre os doentes examinados de todas as formas de sinusite crónica, foram detectadas variantes purulentas e purulentas-atróficas da evolução clínica da doença. O quadro clínico da sinusite crónica variava consoante a forma clínica e o estádio da doença. A quantidade de descarga foi determinada pela permeabilidade da saída do seio, bem como pelo número de seios paranasais envolvidos no processo patológico. O quadro clínico da rinite atrófica purulenta e da sinusite foi caracterizado por sinais clínicos menos pronunciados do processo inflamatório. A membrana mucosa do nariz e das passagens nasais era atrófica, fina, difícil de separar, a secreção purulenta era escassa, com um odor acentuado e, por vezes, sob a forma de crostas, e havia secura das membranas mucosas do nariz e das passagens perinasais. Na otite média média purulenta crónica (mesotimpanite), os sintomas subjectivos eram pouco expressos. As principais queixas dos doentes são o fluxo purulento do ouvido e o abaixamento do ouvido

audição. Corrimento esofágico e purulento inodoro. Perfuração da membrana timpânica de diferentes tamanhos e configurações, não marginal. No exame microbiológico predominou o isolamento de vários microrganismos, frequentemente anaeróbios. Simultaneamente, a sinusite crónica apresentava-se sob a forma de inflamação purulenta, inerte, pouco passível de tratamento, frequentemente acompanhada de hemorragia nasal.

Consequentemente, as doenças inflamatórias dos seios paranasais em doentes com anemia acompanham uma mudança acentuada dos indicadores hematológicos de intoxicação do organismo, aumentando a autointoxicação, a hipoxia, a sobrecarga dos mecanismos de adaptação e a transição de reacções imunológicas compensatórias de adaptação para reacções prejudiciais.

Analisando os dados obtidos, deve dizer-se que a maioria das anemias tem lesões sistémicas de todos os órgãos e sistemas. Em primeiro lugar, isto deve-se a uma alteração acentuada das propriedades imunológicas do organismo, a perturbações da homeostase, à supressão dos órgãos do sistema de desintoxicação, à perturbação da hemodinâmica central e periférica, provocando o desenvolvimento de hipoxia. Isto contribui para o tratamento quimioterapêutico amplamente utilizado, especialmente na anemia aplástica e mista. Existindo na patologia do sistema sanguíneo, as alterações acima referidas podem causar uma violação da membrana mucosa do trato respiratório superior, abrandar os processos da sua reparação e reduzir a sua resistência à infeção. Sabe-se que qualquer infeção, num contexto de alteração da reatividade imunobiológica do organismo, cria um "círculo vicioso".

Com base nos estudos de doentes com formas graves de anemia, pode dizer-se que a patologia subjacente impõe um certo cunho à evolução clínica das doenças do nariz e dos seios paranasais:

- predomínio dos sintomas locais sobre os sintomas gerais, entre as queixas - fluxo de secreção para a nasofaringe durante muito tempo, febre e tosse;

na anemia por via rinoscópica, a sinusite caracterizava-se por uma sintomatologia objetiva escassa;

- As doenças inflamatórias dos seios paranasais ocorrem com uma intoxicação pronunciada do corpo.

Destes, 48% tinham uma forma simples, 37% tinham formas tóxico-alérgicas de grau 1 e 15% tinham formas tóxico-alérgicas de grau II da doença. 49% dos casos eram combinados com sinusite, otite média, rinite simples e atrófica. Entre os doentes examinados de todas as formas de sinusite crónica, havia variantes purulentas e purulentas-atróficas da evolução clínica da doença. O quadro clínico da sinusite crónica variava consoante a forma clínica e a fase da doença. A quantidade de descarga foi determinada pela permeabilidade da saída do seio, bem como pelo número de seios paranasais envolvidos no processo patológico. O quadro clínico da otite média purulenta é caracterizado por otorreia e perda de audição. Perfuração da membrana timpânica de diferentes tamanhos e configurações. No decurso do tratamento, as doenças eram difíceis de tratar com antibióticos.

Com base nos estudos de doentes com patologia da hemostase, pode dizer-se que a patologia subjacente impõe uma certa marca na evolução clínica das doenças do nariz e dos seios paranasais:

- hemorragia recorrente frequente com perda maciça de sangue;
- as manipulações da cavidade nasal (punção e sondagem dos seios nasais, lavagem nasal Proitz, etc.) são acompanhadas de hemorragias;
- As doenças inflamatórias dos seios paranasais ocorrem com uma intoxicação

pronunciada do corpo.

No entanto, foram observadas alterações distróficas da mucosa da cavidade nasal na área das cristas e espinhas do septo nasal em todos os casos. As alterações distróficas da mucosa da cavidade nasal, principalmente nas partes anteriores, foram detectadas em 25 (46,3%) pacientes. Nos doentes com rinite seca anterior, as queixas comuns eram desconforto, secura e comichão no nariz, formação de crostas.

No exame microbiológico, houve uma predominância de isolamento de vários microrganismos, frequentemente anaeróbios. Simultaneamente, a sinusite crónica apresentava-se sob a forma de inflamação purulenta, inerte, pouco passível de tratamento, frequentemente acompanhada de hemorragia nasal. Lesões isoladas de um seio foram detectadas em 10% dos pacientes, poli, hemi e pansinusite foram detectadas em 58; 10 e 22% dos pacientes.

Ao examinar os doentes com trombocitopenia (35,5% dos casos), foi detectada patologia aguda dos órgãos ORL, etiologicamente relacionada com o desenvolvimento da doença subjacente, bem como a que ocorre naturalmente no decurso do tratamento da doença subjacente: NC, rinite aguda e doenças inflamatórias do ENP, furúnculos do nariz e do triângulo nasolabial, herpes da pele e das membranas mucosas dos órgãos ORL.

Em doentes hematológicos com patologia concomitante dos órgãos ORL (sinusite purulenta aguda, otite média, amigdalite) há uma manifestação rápida de intoxicação do organismo, alterações locais caraterísticas, etc. Os processos inflamatórios purulentos agudos são caracterizados por depósitos purulentos na superfície da membrana mucosa, hemorragias, hemorragias, infiltração intensa de células redondas.

A progressão da leucemia crónica foi acompanhada de um aumento da frequência das queixas e de um aumento dos sintomas objectivos. O quadro de patologia concomitante dos órgãos ORL tinha uma manifestação clínica estéril. Foram detectadas amigdalite crónica, faringite, abcessos graves do septo nasal, etc.

Conclusão

1. Nos doentes com patologia da cavidade nasal, o transporte mucociliar e a função excretora e absorvente da mucosa nasal são abrandados.
2. O estudo da composição de espécies da microflora isolada da mucosa nasal de pacientes com rinossinusite recorrente revelou a predominância de microflora gram-positiva (Staphylococcus epidermidis, Streptococcus pneumoniae, Streptococcus viridians, Staphylococcus aureus).
3. Foi obtido um resultado positivo de 70% em doentes com doenças do sangue quando foram utilizados antibióticos combinados no tratamento eficaz da rinossinusite.

Literatura

1. Abdulkadyrov K.M. Hematologia (livro de referência) - SP 5 2004 - 928 p.
2. Abdulkadyrov K.M. Bessmeltsev S.S. Anemia aplástica - SP 6 2006 - 232 pp.
3. Aksenov V.M., Pakhomov I.L., Chifligarova T.V., Sinebogov S.V. Hemorragias nasais e métodos modernos para a sua paragem Vesti. Otorinolar. - 2004 - №4 - c. 33-34.
4. Alerdot L.M. Problemas não resolvidos no tratamento da hemofilia Herald of Blood Service of Russia. 2000 -№5-C 80-84.
5. Amonov Sh.E., Vesti. TMA -2010 -#2. pp. 78-80.
9. Arkhipova Y.V., O papel das ***trombocitopatias de desagregação na ocorrência de complicações hemorrágicas em rinologia.*** //Ross.rhinologiya-2005 - №2 -. C.31-32.
10. Atlas. Tomografia computorizada em doenças da cavidade nasal, seios paranasais e ouvido. Moscovo, 2016 -65 pp.
11. Atlas de hematologia. Shawna K. Anderson, Kayla B. Poulsen - Moscovo, 2007-453 p.
12. Bargakan Z.S. Momot A.P. Síndrome DHS e púrpura trombocitopénica em doenças oncohematológicas. Problemas de medicina clínica - 2005- №1-C.22-24.
13. Baryshev B.A. *Lugar do Tachocomb entre os métodos tradicionais de* hemostase *local.* Tachocomb - cinco anos de experiência de aplicação na Rússia: coleção de artigos - Moscovo, 2001 - P. 8-12.
14. Batrak T.A. Participação dos distúrbios de polimerização do monómero de fibrina na génese de vários tipos de hemorragias : autoref. Doutor em Ciências Médicas - Barnaul, 2000 - 32 p.
15. Bogomilsky M.R., Garashchenko T.P., Hemorragias nasais em crianças com trombacitepenia Vesti. Otorinolar. 2003.
16. Bogomilsky M.R., Kubylinskaya I.A. Modificação do tamponamento posterior para sangramento nasal em crianças com trombacitepenia Vesti, otorhinolar. - 2006 -№3 - c. 49.
17. Bogomilsky M.R., Chistyakova V.R., 2005 Tratamento de doenças inflamatórias recorrentes da cavidade nasal e seios paranasais. //Dissertação de autoref., Candidato a Ciências Médicas.
Moscovo, 2008
18. Boyko N.V. Para a patogênese das recorrências de sangramento nasal Rinologia russa - 2000 - №3 - p. 39-44. 39-43.
19. Brofman A.V., Gagauz A.M. Application of formalinised xenobrews for stopping nasal bleeding allo and xenogenic material in transplantation - Chisinau, 2005 - pIb-118.
20. Byrikhina V.V. 2007 Vinogradova M.A., Klyasova G.A., Trushina E.E. et al. Complicações infecciosas na estreia da anemia aplástica. Haematol i transfusiol - T. 52. №4-C. 16-21.

21. Gadzhimirzaev G.A. Métodos de drenagem e tamponamento na prática otorrinolaringológica Vesti, otorhinolary - 2001 - №6. p. p. 44-44. 44-47.
22. Karpov V.A., Hemorragia nasal e métodos cirúrgicos endonasais para a sua paragem. Kiev 2004 - 95 p.
23. Kiselev A.S. Treatment of acute and recurrent exudative sinusitis after ineffective systemic antibiotic therapy: Methodical manual for doctors. Yaroslavl, 2005 - 43 pp.
24. Kovaleva L.M., Foschan A.V., Sinusite: uma visão moderna do problema // Sop siliummedicum, 2016,- Vol. 5,- No. 4,- P.212-218.
25. Kozlov V.S. Hemodinâmica da membrana mucosa da cavidade nasal, respiração nasal e transporte mucociliar em norma e patologia. Otorinolar - 2003 - № 6 - p.38-40.
26. Kozlov V.S., Markov G.I., Tratamento e tácticas de diagnóstico de hemorragia nasal em doentes com leucemia aguda // Herald of Otorhinolaryngology - 2010 - No.1 - P.51-54
27. Kozlov V.S. Shilenkova V.V. Diagnóstico ultrassónico de doenças dos seios perinasais. M- 2007- P.75-83.
28. Kuznetsov S.V., Nakatis J.A., Aplicação de filmes de polivinilpirrolidona para tamponamento da cavidade nasal //Vestnik otorhinolaryngologii 2012. No. le. 28-30.
29. Kurilin I.A. Rogozhin V.A. Sudoma A.S. Perspectivas da utilização da tomografia computorizada em otorrinolaringologia ZHUNGB - 2015-#4 -C. 6 11.
30. Lavrenova G.V. et al, Aplastic anaemia: immunopathogenesis, clinic, diagnostics, treatment - Novosibirsk: Nauka. - 2003 -212 c.
31. Limansky S.S., Kondrasheva O.V. Tratamento de doenças inflamatórias recorrentes da cavidade nasal e dos seios paranasais. //Autoref. diss.k.m.n. Moscovo, 2005
32. BetaL., Sprekelsen M, Antrostomias simultâneas do meato inferior e médio no tratamento do seio maxilar gravemente doente. //Am. J. Rhinol. Allergy- 2009 - Vol. 3.
33. Borts M.R., Druce H.M., Hemostasia do desenvolvimento: Relevância para problemas hemostáticos durante a infância //Tromb. Hemostasis 2013 - Vol. 21, N4-P 341-356.
34. Bnisis THeat shock genesintegrando Célula, sobrevivência e morte //J. Biosci - 2001 - Vol. 32 - P 595-610.
35. Clemans D.L et al. Ear. Nose.and throat diseases. Uma referência de bolso. Segunda edição - Stuttgart - New York: Thieme, 2008.
36. Clement P.A., et al., et al. Efeitos da hemorragia simulada num modelo in vitro de cicatrização de feridas com fibroblastos nasais. // Rhinol Allergy - 2006 - Vol 24(3) -P 186-191.
37. Clement P.A., Haemophilias A e B //Lancet. 2009. - Vol. 361,N9371.-P. 180-180.
38. DavidsonTet al A utilidade do antigénio de Platelia Candida num doente com leucemia linfocítica aguda e candidíase crónica disseminada. //Med. Mycol - 2006 - Vol. 44(7) - P 647-650.
39. Fireman P., Pathological mechanisms and clinical features of eosinophilic chronic rhinosinusitis in the Japanese population (Mecanismos patológicos e caraterísticas clínicas da rinossinusite crónica eosinofílica na população japonesa). //Allergol Int- 2002- Vol 59(3)- P 247-256.
40. Fokkens W et al: Efficacy of ice packs in the management of epistaxis //Clin. Otolaryngol. Allied Sc. 2007 - vol. 28(6) - pp 545-7
41. Glasier C.M. et al, White P. Rastreio de coagulação de rotina na gestão de admissões de emergência por epistaxe - é necessário H J. Laryngol. Otol - 2002 - vol. 114(1) - pp 38-40.
42. Gliklich R. E., Metson R et al. Fiabilidade dos critérios de sintomas EP30S e da endoscopia

nasal na avaliação da rinossinusite crónica - um estudo GA (2) LEN // Allergy- 2005- Vol.17- P. 95-99.

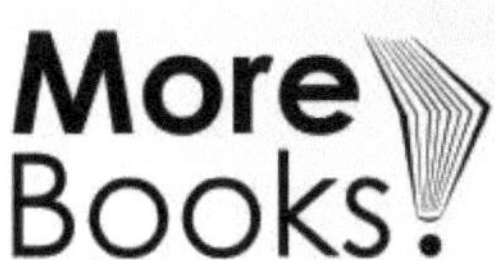

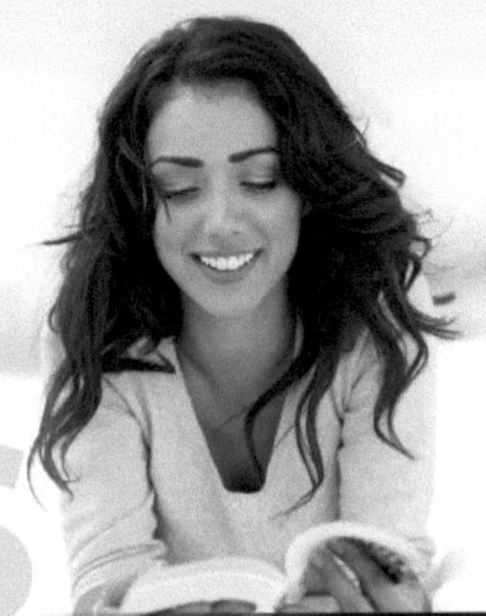

yes

I want morebooks!

Buy your books fast and straightforward online - at one of world's fastest growing online book stores! Environmentally sound due to Print-on-Demand technologies.

Buy your books online at
www.morebooks.shop

Compre os seus livros mais rápido e diretamente na internet, em uma das livrarias on-line com o maior crescimento no mundo! Produção que protege o meio ambiente através das tecnologias de impressão sob demanda.

Compre os seus livros on-line em
www.morebooks.shop

info@omniscriptum.com
www.omniscriptum.com

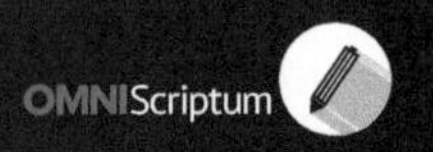

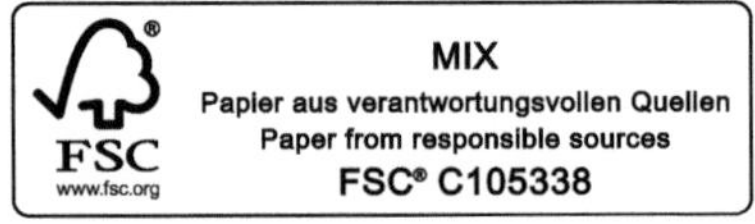

Printed by Books on Demand GmbH, Norderstedt / Germany